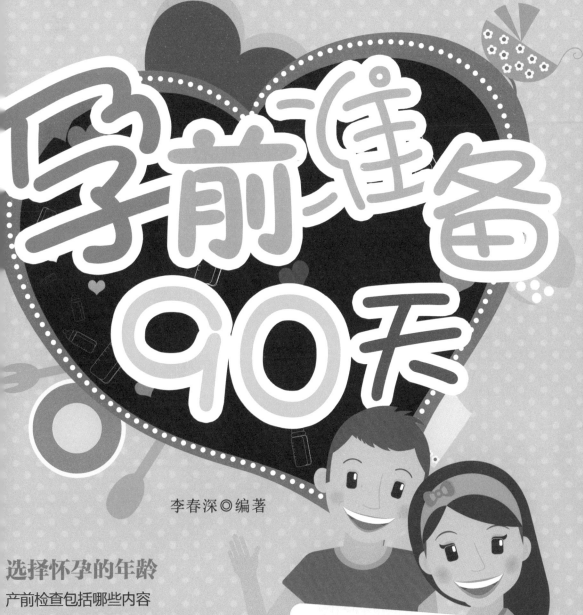

孕前准备90天

李春深◎编著

选择怀孕的年龄
产前检查包括哪些内容

选择适宜的季节怀孕
孕妇工作中要注意什么

什么能吃什么不能吃
什么事能做 什么事不能做

YUNQIAN ZHUNBEI JIUSHITIAN

山西出版传媒集团
山西科学技术出版社

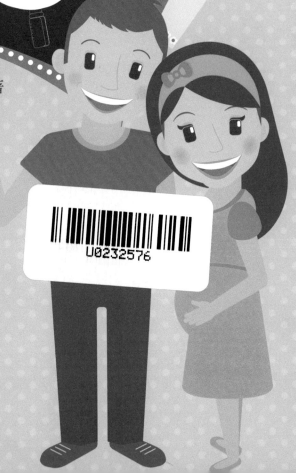

图书在版编目 （CIP） 数据

孕前准备 90 天 / 李春深编著 . —太原：
山西科学技术出版社，2015.8
（健康达人系列丛书）
ISBN 978-7-5377-5170-4

Ⅰ . ①孕… Ⅱ . ①李… Ⅲ . ①优生优育—基本知识
Ⅳ . ① R169.1

中国版本图书馆 CIP 数据核字 （2015） 第 189609 号

孕前准备 90 天

出 版 人：张金柱
编 著：李春深
策 划：薛文毅
责 任 编 辑：王 蓉 宋 伟
责 任 发 行：阎文凯

出 版 发 行：山西出版传媒集团·山西科学技术出版社
地址：太原市建设南路 21 号 邮编：030012
编辑部电话：0351-4956033
发 行 电 话：0351-4922121
经 销：各地新华书店
印 刷：北京龙跃印务有限公司
网 址：www.sxkxjscbs.com
微 信：sxkjcbs

开 本：710mm×1000mm 1 / 16 印张：10
字 数：130 千字
版 次：2016 年 1 月第 1 版 2016 年 1 月第 1 次印刷

书 号：ISBN 978-7-5377-5170-4
定 价：27.00 元

本社常年法律顾问：王葆柯
如发现印、装质量问题，影响阅读，请与发行部联系调换。

Preface
前　言 ◂◂◂

　　完美的孕前准备可以为宝宝的降临提供优质的孕育环境，确保宝宝从父母身上获得最佳的遗传基因。所以，备孕男女只有做好充分的准备，孕育出健康、聪慧的宝宝才会成为可能。

　　那么，孕前应该做好哪些准备呢？又需要做哪些检查呢？该如何调养身体，让怀孕成为可能？孕前应补充哪些营养？生活中应该注意哪些细节？孕前运动有哪些注意事项？选择什么时候怀孕最理想？诸如此类的问题，您在本书中都能找到答案。

　　本书内容科学实用，语言通俗易懂，方法简单实用，传达的是一种轻松、快乐备孕的理念，可谓是一本不可多得的孕前枕边书，可以让备孕男女在掌握备孕科普知识的同时，放下压力，轻松备孕。

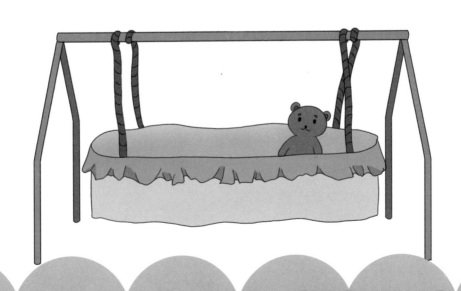

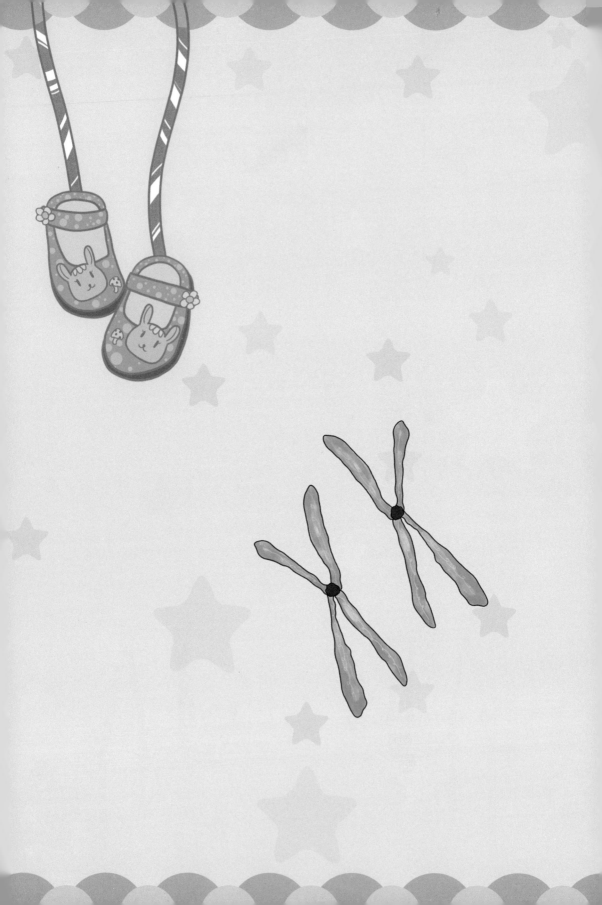

目录 CONTENTS

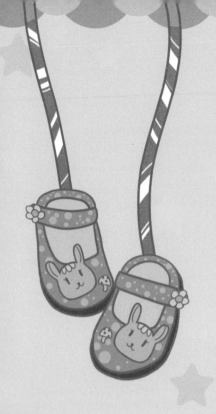

第四章 调养身体，让怀孕成为可能

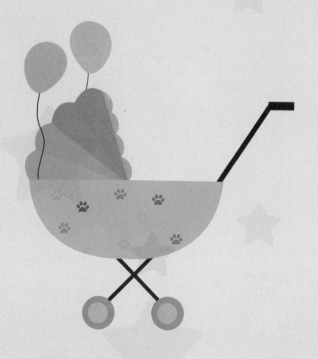

第五章 调节饮食，提前进行营养储备

第六章 保重自己，生活细节需重视

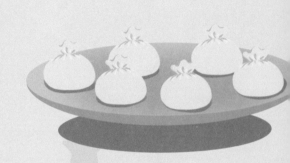

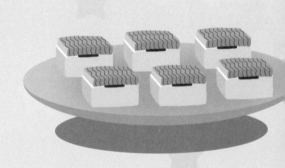

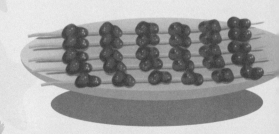

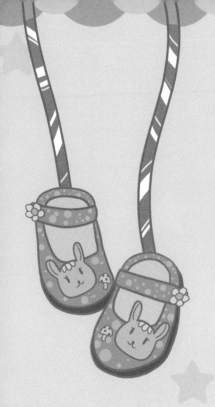

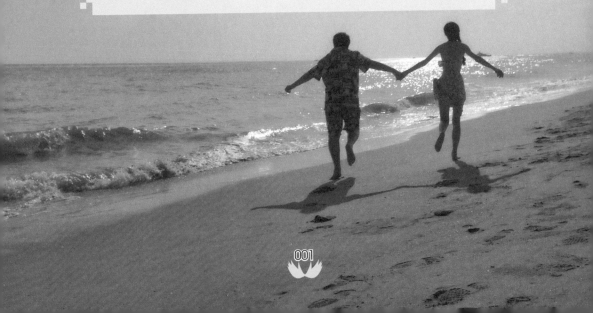

第一章

备孕计划，从心理准备开始

《礼记·中庸》记载："凡事豫则立，不豫则废。"意思是无论做什么事，只有提前做好准备才能达到预期的效果。怀孕也不例外。对于准备怀孕的夫妻来说，只有提前做好了方方面面的准备工作，孕育宝宝这一大事才能顺利完成，就像种庄稼之前，先要耕地、施肥一样，夫妇双方在孕前也需要调整好生理、心理状态。

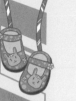

1. 孕育意味着责任和义务

怀孕和分娩是育龄女性一生中最重要的事情。人们在评价女人时常说："一个女人只有经历了恋爱、婚姻、怀孕、分娩、做母亲这一过程，才算拥有了一个完整的人生，才称得上是一个成熟的女人。"

是的，怀孕是每个女人都要经历的人生过程，成为一位母亲是每一位女性心中所渴望的，这是正常的心理需求。不过，光有愿望还不够，在心理上做好充分的准备非常重要。

要知道，从怀孕那天起，责任就会随之而来。怀孕就意味着准妈妈要经历从人妻到人母的角色转换，未来孩子的孕育很大一部分就由自己来承担了。

在怀孕过程中，身体将发生很大的变化，会出现许多不适。对此，要有一个清醒的认识。

其实，准妈妈所要从事的是一项创造人类的伟大工程，这是一件神圣和愉悦的事情，只要心中充满幸福和拥有信心，就能够用积极的态度战胜一切困难。有了这样的精神状态就会很快地适应身体的变化，不遗余力地奉献自己的精力，为孕育胎儿准备优裕的物质基础和完美的心理状态。

爱心提示

做一个周全的孕前计划

怀孕前做一个周全的计划会给妊娠带来好的开始。这样，你不但可以在心理上做好怀孕的准备，而且能够及时采取一些措施，增加受孕的机会，最终拥有一个健康又聪明的宝宝。

2. 放松心情很重要

　　怀孕并非一件容易的事，一旦受到某些挫折，很容易让人产生压力。

　　对于备孕女性来说，如果精神压力过大，容易导致不孕。研究表明，在不孕不育的诸多因素当中，精神心理因素是重要的原因之一。

　　当精神紧张时，机体发生应激反应，肾上腺素释放增加，使得体内儿茶酚胺浓度升高，下丘脑和垂体合成的激素增加，从而导致内分泌失调，出现月经紊乱、卵巢排卵障碍，以及影响卵巢性激素的分泌。同时，紧张的情绪也会造成子宫和输卵管痉挛性的收缩，子宫颈分泌异常，这些变化都不利于精子顺利通过宫颈、输卵管，从而导致不孕。

　　备孕男性精神紧张同样影响受孕，还会出现阳痿、早泄、暂时性功能障碍等病症，那么产生不孕不育的结果就不足为奇了。

　　现实生活中，一些备孕男女在准备怀孕后，由于长时间没有怀孕，就认为是身体出了毛病，于是四处求医，而治疗效果往往不理想，导致精神压力越来越大。

　　当备孕男女不再关注生育这个问题时，却意外怀孕了。原因就在于心情放松后，内分泌恢复正常，造成不孕的因素解除了，而且备孕男女本身并不存在器质性的不孕因素，所以这时就可以顺利怀孕了。这充分说明了乐观稳定的情绪对怀孕很重要。

　　当人体处于良好的精神状态时，精力、体力、智力、性功能都处于高峰期，精子和卵子的质量也高，有利于优生。

　　所以，备孕男女要学会放松心情，减轻心理压力，在轻松的环境里，在悠然的心态下，宝宝会不请自来。

医师 点拨

正确认识计划怀孕

　　一般婚后备孕男女正常性生活 1 个月内怀孕概率为 25%，5 个月内怀孕概率为 40%，8 个月内怀孕概率为 75%，婚后 1 年 90% 以上可以怀孕，婚后两年内没怀孕才诊断为不孕。由此可知，备孕几个月没怀孕是非常正常的，千万不要太紧张。医生建议，未避孕 1 年不孕的夫妻才有必要考虑做全面的身体检查，接受医生的生育指导。

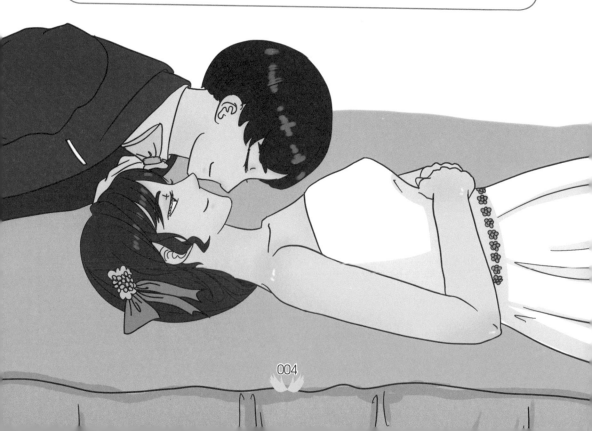

3. 丢开重男轻女的思想包袱

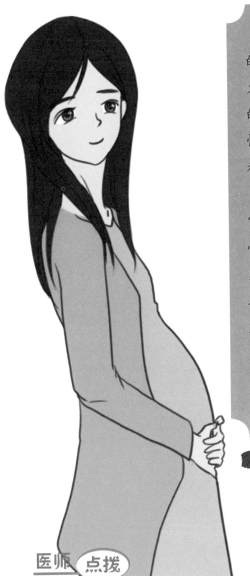

在我国部分农村地区，重男轻女的思想还很严重，面对强大的家庭压力，备孕女性会不自觉地为生男生女的问题过分担心。有了这样的顾虑，怀孕前的心理负担就很大，孕后也不利于母体和胎儿的身心健康。

树立生男生女都一样的观念非常重要。对于这一点，不仅备孕女性本人要有正确的认识，而且应成为家庭所有成员的共识，特别是老人要从"重男轻女"的思想桎梏中解脱出来，给予子女更多的鼓励和关心，解除孕妇的后顾之忧。

抛弃重男轻女的思想包袱，则可放松心情，对优生大有好处。

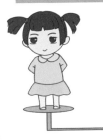
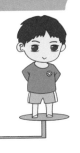

医师 点拨

深呼吸法赶走焦虑

当感到焦虑时，最有效的一种恢复平稳心态的方法是深呼吸，然后想想到底是什么让自己焦虑。深呼吸可使你体内注入更多的氧气，从而让你的精力恢复常态。

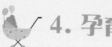

4. 孕育分娩不可怕

孕育生命是一个漫长而又艰辛的过程，从怀孕那一刻起，准妈妈将开始接受生命中最大的挑战。对于这些挑战，备孕女性要做好充分的心理准备。

身体变化是正常的生理过程

毫无疑问，怀孕后，孕妇的体型会发生较大的变化，但只要注意按有关要求进行锻炼，产后体型很快就能得到恢复。事实证明，凡是在产前做孕妇体操，产后认真做产后健美操的年轻母亲，其身体的素质及体型都能够恢复得很好。

妊娠呕吐是正常生理反应

虽然大多数的女性为生育一个宝宝做好了心理准备，但是她们没

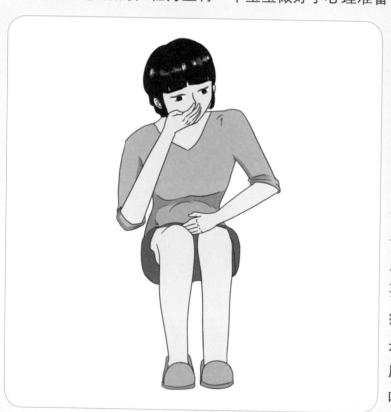

有想到孕后的种种不适会令人如此难受，如头晕、乏力、嗜睡、恶心、呕吐等。其实，这只是孕育宝宝经历的第一步。要减轻这些症状，方法是：早晨起床，可以先吃一些饼干

或点心，吃完后休息半小时再起床，无论呕吐轻重，都要吃东西。可以吃些清淡可口的蔬菜、水果，少吃油腻、太甜的食物，以少吃多餐为好。呕吐发作的时候，可以做深呼吸来缓解症状。如果呕吐严重，就要找医生诊治。

分娩并不可怕

部分孕妇由于缺乏孕育常识，对妊娠及分娩感到不安或恐惧，怕痛、怕手术、怕难产等。其实，分娩时所产生的疼痛只是短暂的，只要能够很好地按照医生的指导去做，同医生密切配合，就能减少痛苦，平安分娩。

要知道，怀孕、分娩不是疾病，而是一个正常的生理过程，以一种平和、自然的心境迎接怀孕和分娩的到来，以愉快、积极的态度对待孕期所发生的变化，坚信自己能够孕育一个未来的小生命，完成将他（她）平安带到这个世界上的使命，就是我们需要做的心理准备。这种心理准备是夫妻双方的。丈夫充分的心理准备可以帮助妻子顺利度过孕期的每一个阶段。

爱心提示

种一盆绿植，感受生命的美好

我们平常吃的水果的种子多数都可以发芽。吃完水果后，将种子种在花盆中，看着幼苗慢慢长大，感受生命的美好，对于备孕男女来说，这是一种身体和精神的双重营养。

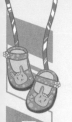

5.心理上要重视产前检查

定期的产前检查是保证母子平安的重要措施。

产前检查有利于对妊娠情况全面掌握，发现新的问题可以及时得到解决，是保证优生的关键环节之一。

有些备孕女性不重视产前检查，认为只要怀孕期间没有生病，就没有必要做检查。

事实证明，重视产前检查的孕妇孕期生活要顺利从容得多，妊娠反应也要轻得多。

这是因为，产前检查可以让女性能够更清楚地了解自己的身体状况，这样孕前孕后的生活就会相对轻松而愉快，胎儿也会在优良的环境中健康成长。

医师 点拨

做一次优生咨询

去医院做一次优生咨询，向优生专家详细说明自己和丈夫现在的身体健康状况，并且把家庭中其他成员的健康状况也与医生讲清楚。如果被确认有家族病史的话，也要提早找出解决方案。

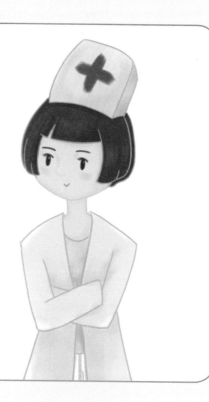

对于育龄夫妻来说，认真学习孕育知识非常重要。怀孕期间，母体为了适应胎儿生长发育需要，全身各系统都会发生不同程度的生理变化。对于这些变化哪些是正常的生理反应，哪些是异常的变化，应该怎样应对，诸如此类的孕育常识，育龄夫妻都要做到心中有数。比如，出现早期的怀孕反应、中期的胎动、晚期的妊娠水肿等情况时，就能够正确对待，泰然处之，避免产生不必要的紧张。

除此之外，在孕育的每个阶段应该提前做好哪些精神方面、物质方面的准备等，这些孕前常识也要充分地了解清楚，这样才能在事情发生时能够有条不紊地处理好。

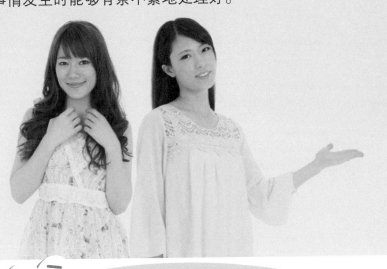

爱心提示

清除烦恼的处方

当心情不佳时，找平时谈得来的人，倾吐你心中的苦恼，或者邀请几个朋友聊聊天，就能解除心中的忧愁，使情绪恢复平静。

第一章 备孕计划，从心理准备开始

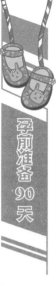

7. 编织一张关系网

　　孕育过程往往离不开家人、朋友的帮助：当你遇到麻烦和困难时，他们会给你帮助；当你感到失落时，能从他们那里得到安慰。对于备孕夫妻来说，编织一张能够随时给予自己鼓励、帮助和指导的关系网，会在备孕、怀孕过程中轻松许多。其实，这张关系网并不需要你刻意花费多少心思去经营，只要善于利用你身边的这些关系就可以了。

拉拢婆婆

　　你的妈妈会对你付出无私的爱，也许在你怀孕期间还会跟你同住，帮你度过这段"艰苦岁月"。但如果"远水解不了近渴"，不要忘了，在你身边还有亲爱的婆婆。婆婆毕竟是过来人，养育了你亲爱的丈夫。不妨把你的担心和苦恼告诉她，即使以前有些芥蒂也会在你们真诚的交流中消散，这样不但解除了你的担忧，

闺密

闺密

还会增进婆媳之间的感情。

请教同事

　　由于时间和空间的关系，亲朋好友聚少离多，许多事情无法及时沟通，而同事却是整日与你在一起的人。如果你将自己怀孕的真实情况告诉他们，他们是乐于给你提供帮助的。

依靠闺密

　　最重要的时刻怎么少得了闺密的帮忙，一些与丈夫不能说的或丈夫无法解决的事情，可以找闺密倾诉，一起寻求解决的办法。

结交准妈妈

　　你可以参加一些专门为准妈妈开设的学习班，这种学习班一般1周1次课程。在那里你能结交不少准妈妈朋友，彼此交流一些孕育的心得体会，能很快解开心中的疑虑。

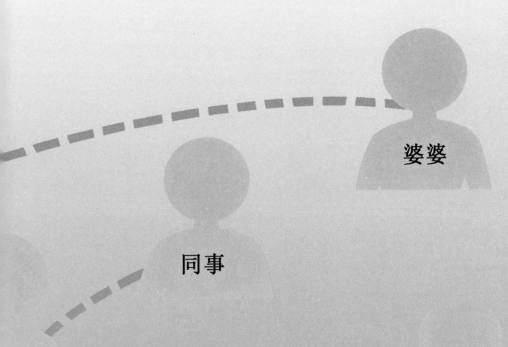

婆婆

同事

事

同事

8. 丈夫要适应妻子的情爱转移

　　妻子怀孕后，就意味着要做妈妈了。小宝宝的出生，将改变夫妻习惯的二人世界。在此期间，妻子最明显的改变就是对丈夫的情爱转移——将大部分的爱转移到孩子身上。

　　对此，准爸爸要有充分的思想准备，要充分理解妻子，以宽容、豁达的心态对待妻子的情爱转移，因为她依然将自己所有的爱奉献于这个家庭，只不过是将这种爱一分为二而已。

　　母亲是无私的，父亲是伟大的。为了夫妻之间的爱情结晶，作为一位父亲，在关于情爱的分配上要懂得让出一定的空间。相信每一个即将成为父亲的人都能做到这一点。

爱心提示

你做好做父亲的准备了吗

　　有一种爱，它崇高伟大，博大无边；有一种爱，它虽不明显，却与你形影不离；有一种爱，它终生取之不尽，用之不竭。这种爱就是如山的父爱。

9.给予妻子更多的关爱

　　怀孕的女人由于各方面的压力和身体的变化，情绪易多变，有时常因为一点小事发脾气。在这种情况下，丈夫不要和妻子争吵，应该学会忍让、谦让、理解和体谅妻子，并采取多种方法给予妻子更多的关怀和爱抚，使妻子心情愉快地度过孕期和产期。

　　另外，丈夫应该经常陪陪妻子，给妻子讲一些喜闻乐见的事情。当妻子在工作、生活中遇到不顺心的事时，应主动地劝慰、开导她。其实，妻子并没有过多的奢望，哪怕是一句充满爱意的话语、一次温情的拥抱或是一瞥深情的目光，都会给她带来莫大的安慰。

　　除了心理上的关心以外，丈夫还应在家庭生活中多干些家务活，特别是消耗体力的家务活，尽量不要让妻子做，以免产生不利影响。

　　夫妻多年，丈夫一般比较了解妻子的饮食嗜好，当妻子怀孕后，丈夫还应经常为妻子做她喜欢吃的饭菜，这不但会增加妻子的食欲，改善身体营养状况，还会加深夫妻间的感情，让妻子在一种美满心理的支配下，孕育自己的孩子。

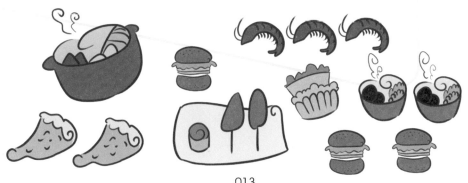

爱心提示

写给备孕男性的话

任何一种关心，都不如丈夫在心理上对妻子的关心。当妻子怀孕的时候，丈夫的这种责任便显得更加重大和义不容辞。

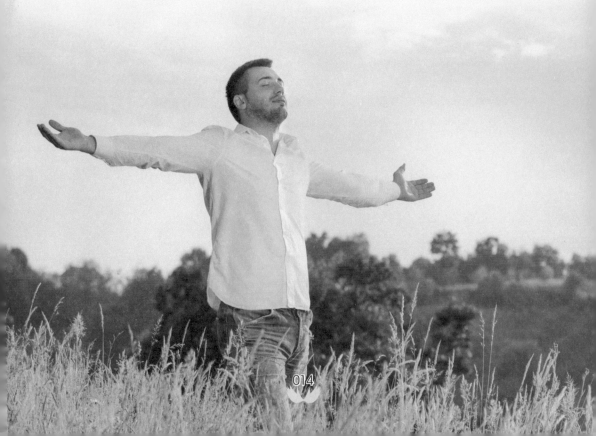

第二章

优生知识，怀孕前的必修课

　　优生，通俗地讲，就是运用遗传原理和一系列措施，使生育的后代既健康又聪明。对于育龄夫妻来说，只有了解一些优生优育的知识，生一个健康、聪明的宝宝才会成为可能。

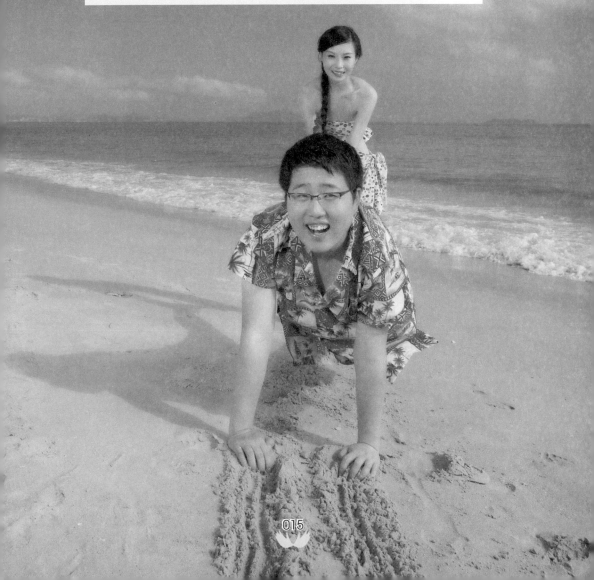

1. 精子是怎样产生的

男性的精子是在睾丸内产生的。男性青春期后，睾丸便拥有持续不断的生精能力。成年人睾丸重10~20克，而平均每克睾丸组织每天可产生约1000万个精子。一般到40岁后，生精能力逐渐减弱，但60~70岁甚至个别90岁的老人还具有生精能力。因此男性的生育年龄明显长于女性。

精子存在于男性睾丸的内部，刚制造出来的精子还不成熟，因此不具备运动能力或受精能力。这些不成熟的精子储存在附睾中，接受男性荷尔蒙的作用，经过60~72天逐渐成为成熟的精子。成熟的精子好像蝌蚪一样有着长长的尾巴，长度为0.05~0.07毫米。

成熟的精子先被送入输精管，与精囊及前列腺制造出来的分泌液混合成为精液，通过尿道，经由阴茎前端射出体外，就是所谓

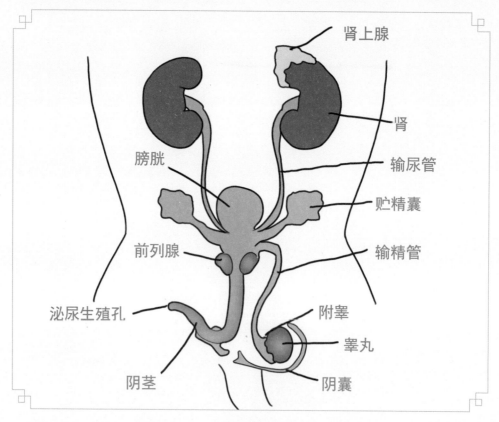

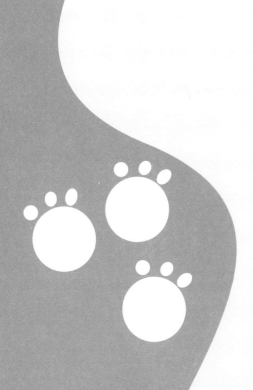

的射精。

虽然精子在体外自然环境中只能存活几分钟，但在女性体内的存活时间却长达 3 天，神奇的时间差为精子与卵子相遇受精提供了更多的可能。经由性交进入女性阴道内的精子数可达数亿个，然而能够与卵子结合的只有一个。

医师 点拨

保护精子需注意

男士不要穿紧身裤和化纤材料的内裤。紧身裤将阴囊和睾丸牢牢束缚，使局部散热减少，引起睾丸高温，有碍精子生成，并且会限制阴囊部位静脉血液的回流，造成睾丸淤血，影响精子质量；化纤材料的内裤会在阴茎组织内产生静电场，抑制精子生成，减少精子数目，导致少精症。

2. 卵子是怎样形成的

女性的卵子是由性腺卵巢的原始卵母细胞发育而成。卵巢的主要功能除分泌女性必需的性激素外，就是产生卵子。成熟的卵子是人体最大的细胞，直径约为0.2毫米。

在女性胎儿时期，就已经初步形成卵巢的雏形，卵巢中原始卵泡的数目多达200万个。出生后大部分卵泡退化，到青春期剩下约3万个。女性青春期以后，

卵巢所制造出来的卵子，在卵巢内受到女性荷尔蒙的影响，大约28天为一周期，每一周期只排出一个成熟的卵子，称为"排卵"。

一个卵子排出后约可存活48小时，在这48小时内等待着与精子相遇、结合。若卵子排出后由于多种原因不能与精子相遇形成受精卵，便在48~72小时后自然死亡。失去这次受精的机会，就要等到1个月后另一个卵子成熟

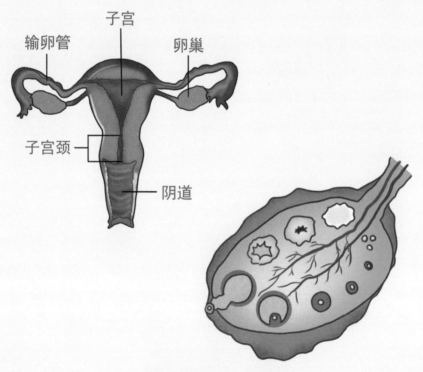

卵巢卵泡发育和子宫

并被排出，重复同样的过程。

直到绝经期，女人一生约排出 400 个卵子，最多也不超过 500 个。因此卵子的发育起源于胎儿时期，形成于青春期，发育在育龄期，历时几十年。因此高龄孕妇的卵子历经数十年，可能出现畸形的概率就比较高。在 55 岁左右，女性就进入绝经期，卵巢失去排卵的功能，从此失去生育能力。

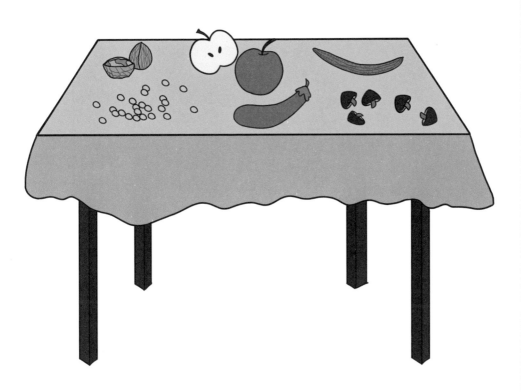

医师 点拨

呵护卵巢

专家建议，多食富含维生素的食物，比如核桃、豆浆等，可以增加雌激素，对保养子宫和卵巢效果较好。同时，轻松愉悦的好心情也是滋润卵巢的润滑剂。

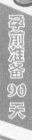

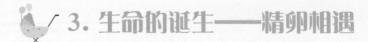

3. 生命的诞生——精卵相遇

生育的基础是男方提供精子和女方提供卵子。精子和卵子各自携带着父母的遗传物质，通过受精结合到一起，形成一个新生命。

精子的旅程

正常阴道内环境呈酸性，这种环境对于阴道的自洁作用有重要的生理意义，但不利于精子的活动和生存。不过，由附睾、精囊、前列腺和尿道球腺分泌液混合而成的精浆呈碱性，可以对阴道的酸性液体进行稀释中和。另外，性交时呈碱性的子宫宫颈分泌液增多，可使宫颈口周围变为中性或碱性。这些都为精子在阴道内生存和活动创造了条件。

性交时精液射进阴道后，大部分积存在阴道后穹窿，宫颈口正好浸泡在这个精液池中。在正常情况下，数分钟之后精子可以进入子宫颈管。子宫颈管是一个细管，长度约为2.3厘米，里面充满黏液，会阻碍精子的活动。

精子是否能穿过宫颈，与宫颈黏液的性质密切相关，宫颈黏液的分泌直接受卵巢分泌的雌激素和孕激素水平的影响。在排卵前期，成熟卵泡分泌大量雌激素，使宫颈黏液变得格外稀薄，透明如蛋清样，量也增多。其中含有糖、维生素和盐类等营养物质，可为精子活动提供能量。宫颈对精子起到一个筛选的作用，只有那些形态正常的、有活力的精子才能顺利通过宫颈。再则，精液中存在一种抑制精子活力的物质，附着在精子头上，精子通过宫颈黏液的过程中，可以去除这些物质而获得受精能力，这一过程叫作获能。

精子通过宫颈进入子宫腔后，借子宫腔内液体的帮助，继续向上游动，通过输卵管的入口，到达输卵管峡部。最初进入阴道的精子有数亿个，但能够平安到达此处的精子不足100个。

精卵相遇

卵子从分裂的成熟卵泡脱出后，被输卵管伞端捕获。卵子没有运动能力，仅依靠输卵管平滑肌的收缩及上皮的纤毛摆动，被动地向子宫腔方向移动，在这里与逆流而上的精子相遇。

一般而言，精子与卵子的相遇是在输卵管内的膨大部，在此进行两者的结合。但实际上即使精子与卵子在此处相遇也无法轻易地结合，对精子而言，仍需通过一些考验。

是若就此放弃的话，就永远没有与卵子结合的机会。

因此与卵子接触的精子，要使用头部的化学物质，一点点地开始溶解覆盖在卵子外的细胞。有些精子牺牲了，却能逐渐溶解卵子的覆盖物。终于卵子露出一部分，而正好在旁的一个幸运精子就得以直接进入卵子的内部，与卵子结合。

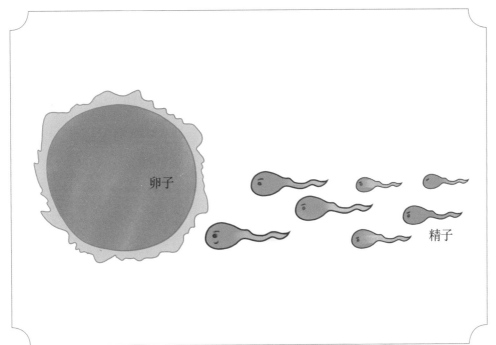

只有一个幸运的精子与卵子结合

在输卵管内的卵子，被许多细胞所覆盖着，这些细胞是由胶状物构成的，因此精子很难突破这一层薄膜，进入卵子内部。但

这个卵子与精子的结合过程，就称为"受精"。结合的卵子与精子称为"受精卵"。头部钻入卵子内部的精子，尾巴有一部分

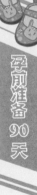
会消失。同时卵子表面形成保护膜，不让其他的精子再进入。卵子与精子这种充满生命神秘感的相遇，到此落幕。

具有遗传因子的受精卵

精子与卵子结合，产生了"受精卵"，其直径只有 0.2 毫米。在受精卵形成的瞬间，就是新生命的诞生。

受精卵具有精子与卵子的遗传因子，像身材、高矮、肤色、发质和脸形等由父母承袭的遗传特征或是婴儿的性别等，都会直接输入遗传因子中。

带有遗传因子的受精卵，每12~15 小时进行一次细胞分裂，同时借助输卵管本身的运动及内部的纤毛运动被慢慢送到子宫。

从受精到进入子宫为止，需花 3~4 天的时间。在这期间，原本只有一个细胞的受精卵，就会进化成大约有 200 个细胞，称为"胚胎"的细胞群。

受精卵的着床

子宫内膜借着排卵前开始的荷尔蒙作用逐渐增厚，排卵后黄体分泌的黄体酮会刺激子宫内膜，做好接受受精卵的准备，这时子宫内膜还有很多血液、糖原蛋白质等营养。

一边成长一边朝着子宫内膜移动的受精卵，自己分泌化学物质溶解在子宫表面并钻入其内部固定下来。

受精卵牢牢地钻入子宫内膜的表面，并在那里居住下来，这就是所谓的"着床"。

所以严格来说，怀孕不应该从受精卵的诞生算起，而应该从着床的时间算起。因为即使形成受精卵，如果没有着床，怀孕也无法成立。

医师 点拨

双胞胎和多胞胎是怎么回事

女性左右两个卵巢通常是轮流排卵，少数情况下能同时排出两个或两个以上的卵子。如果分别与精子相结合，就出现了双卵双胞胎或多卵多胞胎。

4.认识遗传

遗传是指经由基因的传递，使后代获得亲代的特征。遗传学是研究此现象的科学，目前已知地球上现存的生命主要是以DNA作为遗传物质。

19世纪末，科学家在人体细胞的细胞核内发现了一种形态、数目、大小恒定的物质，这种物质甚至用最精密的显微镜也观察不到，只有在细胞分裂时，通过某种特定的染色法，才能使它显形，因此取名为"染色体"。

人们发现，不同种生物的染色体数目和形态各不相同，而在同一种生物中，染色体的数目及形状则是不变的，于是有了子女像父母的遗传现象。在总数为46条染色体中，有44条男女都一样，被人们称为常染色体。男性的性染色体为"XY"，女性的性染色体为"XX"。人体染色体的数量，不管在身体哪个部位的细胞里都是成双成对存在的，即23对46条染色体，可是唯独在生殖细胞——卵子和精子里，却只有23条，而当精子和卵子结合成新的生命——受精卵时，则又恢复为46条。可见在这46条染色体中有23条是来自父亲，另外23条则来自母亲，也就是说，一半来自父亲，一半来自母亲，既携带有父亲的遗传信息，又携带有母亲的遗传信息。

爱心提示

癌症会遗传吗

专家发现，癌症也会遗传，但癌症遗传概率不大，并且只有少数几个癌症遗传概率相对较高。如乳腺癌、肺癌、肠癌。在致癌因素中，饮食和日常习惯是主要因素，所以，要想预防癌症的发生，改变日常不良的饮食习惯非常必要。

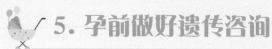

5. 孕前做好遗传咨询

遗传病是一种家族疾病，是指生殖细胞或受精卵的遗传物质（染色体和基因）发生突变（或畸变）所引起的疾病。遗传咨询是医师和遗传病患者或其家属就其家庭中某种遗传性疾病的有关问题进行交谈，医师对该疾病的发病原因、遗传方式、诊断、治疗、预后、预防及患者亲属的患病风险、携带者风险等问题进行解答，供患者或其家属在决定婚姻、生育等问题时参考。通过遗传咨询，鉴别遗传性疾病和非遗传性先天疾病，发现高危家庭，推算患病风险特别是后代的再发风险。

🌸 遗传咨询的对象

（1）患遗传病将结婚的男女青年或已婚夫妇。

（2）有遗传病家族史的将结婚的男女青年或已婚夫妇。

（3）长期接触不良环境的育龄男女青年。

（4）染色体病患者的父母和同胞。

（5）性器官发育异常者。

（6）已生过严重畸形儿或遗传病患儿的夫妇或血缘亲属。

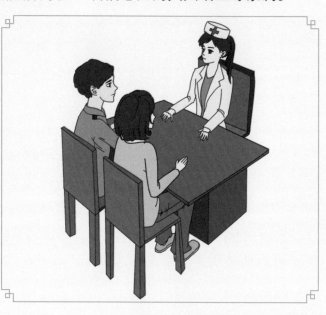

（7）有致畸因素接触史的孕妇。

（8）不明原因反复自然流产、死胎、死产或有新生儿死亡史的夫妇。

（9）已生过原因不明的智力低下儿的夫妇。

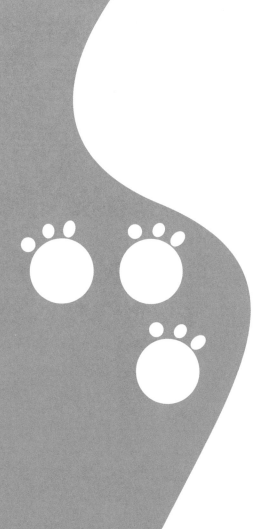

（10）不孕夫妇、原发闭经妇女。

遗传咨询的步骤

（1）明确疾病的诊断。询问病史，绘制系谱；临床查体；实验室检查（细胞遗传学、生化学、免疫学、内分泌学等检查及基因诊断）和辅助检查（超声、心电、脑电、肌电和 X 线检查等）。

（2）进行遗传分析。运用遗传学基本原理和方法，确定遗传疾病的遗传方式和有关血缘亲属的基因型，推算再发风险，预测发病情况。

（3）解答问题和提出医学意见。咨询医师向服务对象解释有关遗传病的遗传方式、后代再发风险、预后等问题，在提出医学意见时，既要遵循医学科学原理，又要考虑咨询者的家庭经济生活及宗教信仰等情况，并对我国的有关法律法规给予详细解释。

（4）帮助做决定。帮助咨询者做出恰当的决定，如医学上认为不宜生育的严重遗传病患者，医师应帮助其解决长效避孕或行结扎手术。

第二章 优生知识，怀孕前的必修课

6. 性生活的注意事项

备孕男女性生活应该注意以下几点。

保持外生殖器清洁

不论男女，都要保持外生殖器清洁。这是因为女子外生殖器阴蒂和大小阴唇之间会积存分泌物，男子外生殖器龟头和包皮下面也会堆积分泌物。经常用温水清洁生殖器，男子可预防包皮炎、龟头炎；女子可预防生殖器官炎症、尿道炎、膀胱炎、肾盂肾炎等。

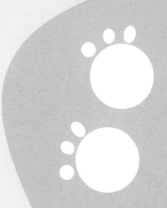

讲究个人卫生

每次性生活前都要刷牙漱口、洗脸洗脚，条件许可最好洗个温水澡。洗澡后可洒适量香水，主要是前额、颈部、前胸和腋下，切不可喷洒阴部，以免引起外生殖器炎症。

性交次数不宜过频

如果性生活后感到周身无力、倦怠不适、腰背酸痛、嗜睡、头晕、食欲不振，影响第二天工作和学习，说明性生活过度，必须节制。

夫妻互敬互爱、互相关心

夫妻间要讲文明礼貌，不可行动粗鲁，强迫性交。特别是在精神不佳、身体不适的情况下，不要勉强性交，以免给自己的爱人身心健康造成不良影响。

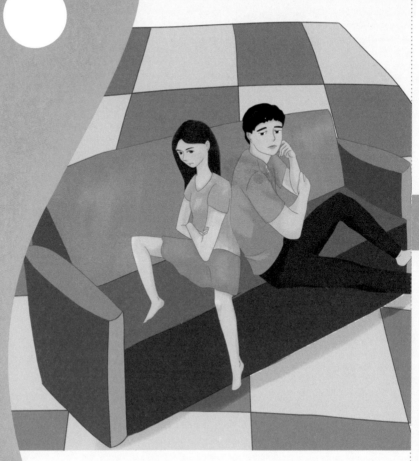

7. 女性月经期保健要重视

月经期子宫内膜剥落，子宫腔内有新鲜创面，性交时易引起生殖器感染。所以月经期要特别注意以下几个方面。

禁止性生活

专家发现，经期生殖道黏膜处于损伤状态，如果经期进行性生活，就会为精子及其抗原进入血液、精子与免疫细胞接触打开方便之门，容易产生抗体。一旦产生了这种抗体，就会让射入体内的精子凝集，失去活力，无法成功受孕。

及时清洁外阴

月经期间禁止盆浴，以免脏水进入阴道引起炎症。常用柔软、清洁、经过消毒处理的卫生纸或棉花擦拭外生殖器。月经期内裤要经常换洗。

避免剧烈运动

月经期可照常工作与劳动，但要避免剧烈运动，如打球、游泳、赛跑、野外作业或过重的体力劳动，以免引起经血过多、经期延长或闭经。

忌口

饮食起居方面，不吃或少吃酸、辣、生、冷等刺激性食物。多喝开水，保持大便通畅。

第三章

孕前检查与防疫，孕育健康宝宝的双保险

　　孕前检查与防疫是指夫妻双方准备生育前，到医院进行一系列的身体检查与疫苗注射，以排除不利于生育的因素，达到实现优生的目的。同时，男女双方都需要做孕前检查。可以说，孕前检查与防疫是确保正常怀孕和生育健康宝宝的重要保障。

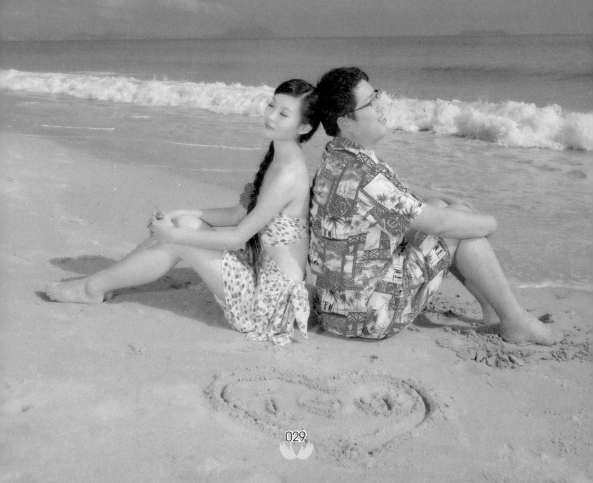

1. 做孕前检查的必要性

孕前检查非常重要，主要体现在以下几个方面。

（1）通过孕前检查可以避免不必要的流产和宫外孕等意外发生，是保证优生优育的重要措施。

（2）通过孕前检查，排查夫妻双方家族遗传疾病史、近亲结婚等情况，以便医生给出合理的建议。

（3）某些肝脏疾病对孕妇及胎儿可产生不良影响，严重的会出现早产、产后出血、胎儿宫内窘迫，危及母子生命。而做孕前检查可以排查出此类肝脏疾病，以便及早采取相应的应对措施。

（4）孕前检查可判断出产妇能否承受孕产全过程。比如，如果查出女方患有肝炎、心脏病、肾脏病、高血压等疾病，医生可以根据病情的严重程度，提出在避孕的情况下治疗或在医生指导下妊娠的建议。

夫妇检查出问题，应该积极治疗，不可大意，也不可带病生育。总之，怀孕是大事，应该引起备孕夫妻的足够重视，这样对家庭与社会都有好处。

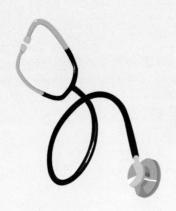

医师 点拨

孕前检查不可忽视

曾有异常孕产史，如有过自然流产、死胎、胎儿发育畸形或新生儿不明原因死亡的女性，在下次怀孕前，更应到医院进行咨询和做相关的检查，这些疾病最好在怀孕前得到控制或者治愈，这样才能怀上一个健康的宝宝，并且平安地度过孕期。

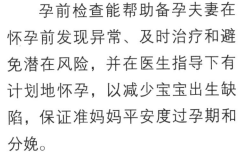

2. 做孕前检查的最佳时间

　　孕前检查能帮助备孕夫妻在怀孕前发现异常、及时治疗和避免潜在风险，并在医生指导下有计划地怀孕，以减少宝宝出生缺陷，保证准妈妈平安度过孕期和分娩。

　　孕前检查一般在孕前3~6个月开始。女方最好是在月经干净后3~7天之内进行检查，注意检查前不要同房。孕前检查发现其他问题，还可以有时间进行干预治疗。

　　所以，医生建议，至少提前3个月进行孕前检查为宜，而且夫妻双方应同时进行。

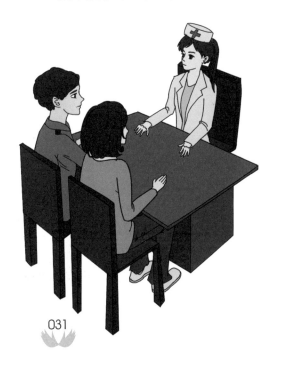

3. 女性应做的孕前检查项目

血常规检查

【检查内容】常规血液检查。

【检查目的】及早发现贫血等血液系统疾病。

生殖系统检查

【检查内容】包括内外生殖器的发育情况，以及通过白带筛查滴虫、霉菌、支原体衣原体感染、阴道炎症、梅毒等传播性疾病。

【检查目的】是否有性病病毒、妇科炎症。一旦发现需及时治疗，治愈后方可怀孕，否则对胎儿不利。

尿常规检查

【检查内容】尿液检查等。

【检查目的】是否有泌尿系统感染以及其他肾脏疾病，间接了解糖代谢、胆红素代谢。

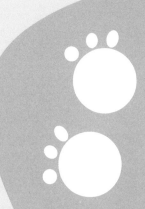

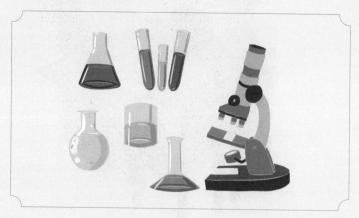

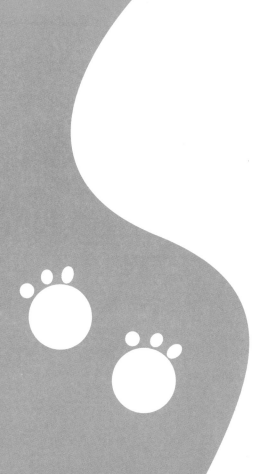

妇科内分泌检查

【检查内容】包括卵泡促激素、黄体生存激素等项目检查。

【检查目的】及早发现月经不调等卵巢疾病。

ABO 溶血检查

【检查内容】包括血型和 ABO 溶血滴度。检查对象为：女性血型为 O 型，丈夫血型为 A 型、B 型，或者有不明原因的流产史的女性。

【检查目的】避免婴儿发生溶血症。

肝功能检查

【检查内容】肝功能检查。

【检查目的】及时发现乙肝病毒携带者和病毒性肝炎患者。

脱畸全套检查

【检查内容】包括风疹、弓形虫、巨细胞病毒三项。

【检查目的】是否存在致胎儿畸形的病毒。

口腔检查

【检查内容】包括口腔常规检查和龋齿检查。

【检查目的】提前解决口腔问题，防止女性孕期口腔不适，否则治疗起来会对腹中胎儿不利。

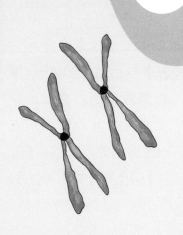

🐰 **染色体常规检查**

【检查内容】检查遗传性疾病。

【检查目的】男女双方是否有家族异常疾病，以防传染给胎儿。建议有家族遗传疾病的备孕女性检查此项。

医师 点拨

女性孕前检查的注意事项

（1）有的孕前检查项目需要空腹进行，所以去医院前不要吃早饭，也不要喝水，否则会影响孕前检查的正常进行。

（2）女性在进行孕前检查时要注意避开月经期，选择月经停止后 3~7 天进行孕前检查比较好。在进行孕前检查的 3~5 天内禁止性生活，在进行体检前要注意休息，保证精力充沛，检查前一天不要清洗阴道。

（3）收集晨尿。早晨第一次排出的尿液，收集一些放入干净的小玻璃瓶中，备化验用。

（4）B 超检查需要膀胱充盈，所以要憋尿，最好是早晨排尿后到做 B 超前都不要再排尿了。

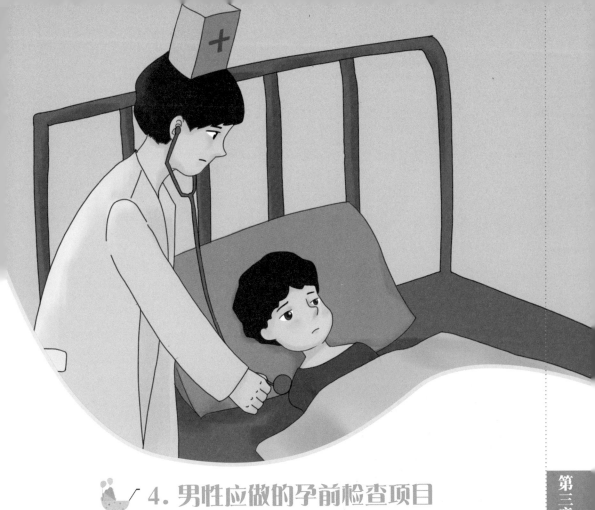

4. 男性应做的孕前检查项目

精液常规检查

【检查内容】检查精子一般性状、精子存活率、精子活动力、精子计数、精子形态等。

【检查目的】男性的精子是否健康、精子成活率如何、是否能达到怀孕的要求，这是实现怀孕的先决条件。

泌尿系统检查

【检查内容】检查阴茎、尿道、前列腺、睾丸、精索。

【检查目的】是否存在影响生育的生殖系统疾病，比如，隐睾、睾丸炎、艾滋病等疾病。

血常规检查

【检查内容】男性血常规。

【检查目的】男性是否患有白血病、病毒感染、糖尿病、肝炎、败血症、黄疸、肾炎、尿毒症等影响生育的疾病。

肝功能检查

【检查内容】肝功能检查。

【检查目的】及时发现乙肝病毒携带者和病毒性肝炎患者。

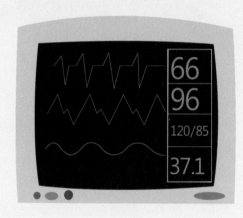

心电图检查

【检查内容】心电反应性疾病检查。

【检查目的】可了解心律不齐、心肌梗死、心绞痛等心脏早期疾病。

染色体常规检查

【检查内容】检查遗传性疾病。

【检查目的】有遗传病家族史的育龄男性检查染色体是否异常。

医师 点拨

男性孕前检查的注意事项

（1）抽血要空腹，因此检查前一天晚饭后不要再吃东西，保证在抽血前空腹 8 小时以上。

（2）孕前检查前 3~5 天禁止性生活，禁欲时间太短或太长都有可能影响精子的品质。

（3）体检前一天应洗澡，保证身体的清洁度。

5. 孕前多长时间注射风疹疫苗

风疹病毒可以通过呼吸道传播，如果备孕女性感染上风疹，有25%的概率会在孕早期出现先兆流产、流产、胎死宫内等，也可能会导致胎儿出生后出现先天性畸形、先天性耳聋等。为了避免这种悲剧的发生，最好的预防办法就是在怀孕前注射风疹疫苗。

专家建议，注射风疹疫苗的时间为孕前3~6个月。因为疫苗注射后大约需要3个月的时间，人体内才会产生抗体。

风疹疫苗注射有效率在98%左右，可以达到终身免疫。目前国内使用最多的是风疹、麻疹、腮腺炎三项疫苗，即注射一次疫苗可同时预防这三项疾病。

需要注意的是，在注射风疹疫苗之前应该进行身体检查，确认被注射人没有感染风疹病毒。

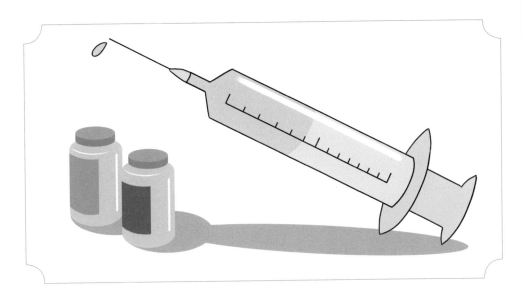

医师 点拨

注射风疹疫苗的注意事项

孕妇禁止注射风疹疫苗，否则对腹中胎儿非常不利。所以，提醒备孕男女在注射风疹疫苗后，3个月内一定要做好避孕措施。

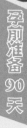

我国是乙型肝炎高发地区，被乙肝病毒感染的人群高达10%。母婴垂直传播是乙型肝炎重要的传播途径之一。如果一旦传染给孩子，其中85%~90%会发展成慢性乙肝病毒携带者，其中25%在成年后会转化成肝硬化或肝癌。因此提早预防非常有必要。

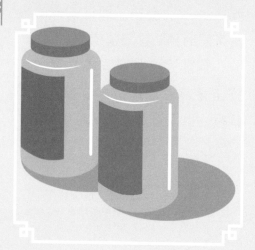

根据乙肝疫苗注射的疗程，从注射第一针乙肝疫苗算起，在此后1个月注射第二针，在6个月的时候注射第三针。再加上注射后产生抗体需要的时间，乙肝疫苗至少应该在孕前9个月进行注射。

乙肝疫苗的免疫率可达95%以上。免疫有效期为7年以上，如果有必要，可在注射疫苗5~6年后加强注射一次。

医师 点拨

注射乙肝疫苗后的注意事项

（1）注意保持接种部位的卫生，以免引起局部感染，接种部位2天内不要接触水。

（2）全程接种乙肝疫苗后1个月应进行乙肝五项检查，以观察是否获得了足够的乙肝抗体滴度。如果滴度不够，应考虑补种。

（3）接种完成后应休息半小时再离开，以便出现较为严重的副作用时能够得到及时的处理。

7. 根据孕前不同需要还可以注射哪些疫苗

 流感疫苗

流感疫苗的注射时间至少在孕前3个月。这种疫苗属于短效疫苗，抗病时间一般只能维持1年，且只能预防几种流感病毒，适于儿童、老人或抵抗力相对较弱的人群。流感疫苗对于孕期的防病、抗病意义不大。因此专家建议备孕女性可根据身体状况自行选择。

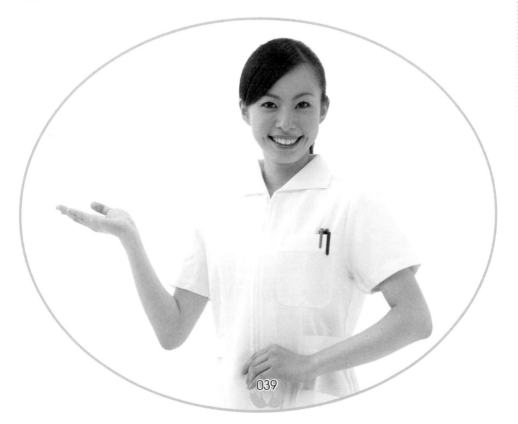

🐤 水痘疫苗

如果孕妇在孕早期感染水痘，可能导致胎儿先天性水痘或新生儿水痘，如果怀孕晚期感染水痘，可能导致孕妇患严重肺炎甚至危及生命。为此，备孕女性可以选择在孕前注射水痘疫苗，不过，需要注意的是，水痘疫苗的注射时间至少在孕前3个月。一般来说，水痘疫苗的抗病时间可达10年。

🐤 甲肝疫苗

甲肝病毒可以通过水源、饮食传播。妊娠期因为内分泌的改变和营养需求量的增加，肝脏负担加重，抵抗病毒的能力减弱，极易感染病毒。因此，专家建议高危人群，比如经常出差或经常在外面吃饭的备孕女性应该在孕前注射甲肝疫苗。需要注意的是，甲肝疫苗的注射时间至少在孕前3个月。

另外，卡介苗、脊髓灰质炎糖丸疫苗、百白破三联疫苗、乙型脑炎疫苗（简称乙脑疫苗）、流行性脑脊髓膜炎疫苗（简称流脑疫苗）、狂犬疫苗、肺炎疫苗等都已纳入免疫计划中，但无论是注射什么疫苗，都应咨询相关医师，确认需要在孕前多长时间注射。

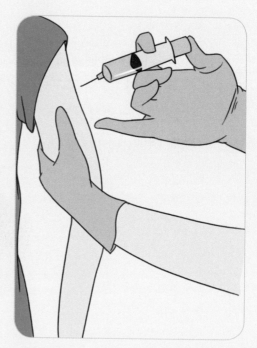

医师 点拨

疫苗并非注射越多越好

专家提醒，疫苗毕竟是病原或降低活性的病毒，并不是注射得越多越好。对于准备怀孕的女性来说，坚持锻炼，合理增加营养才是增强体质、防病抗病的关键。

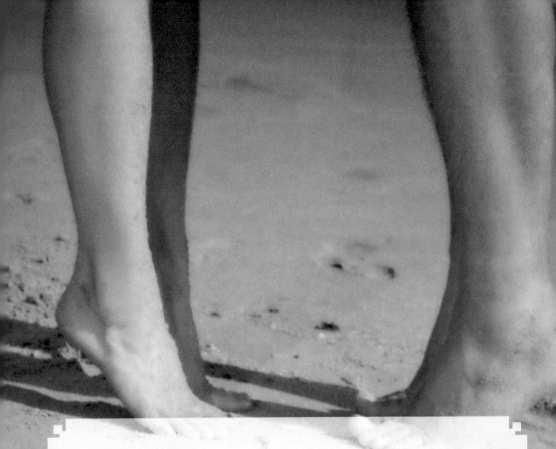

第四章

调养身体，让怀孕成为可能

中医常说，"种子先养身"。意思是夫妇在受孕之前要先调养好身体，受孕前的身体状态决定着宝宝的先天体质，是宝宝健康与否的关键。为此，孕前调养身体非常有必要。那么，如何调养身体呢？我们在这一章中将详细介绍。

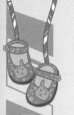

 1. 排出体内毒素，全面调养身体

人体在新陈代谢过程中会产生许多废物，如醛、酮、胺、过氧化物及酸性成分的物质等。另外，肌肉的运动会产生乳酸，它们会随血液进入心脏、肝脏等器官，使人感觉疲劳。这些毒素在体内长久积蓄，会对孕妇身体及胎儿造成伤害。因此，备孕男女应在计划怀孕半年前，采取多项排毒措施，为新生命营造一个良好的环境。

孕前排毒最好在怀孕前6个月夫妻同时进行。你可以制订一个孕前排毒计划，夫妻之间互相鼓励，争取让这一计划能够顺利完成。当然，戒掉吸烟、喝酒等不良嗜好，远离污染的环境等，也是排毒计划中必不可少的内容。除此之外，合理饮食、适量运动等也要列入排毒计划中。

一般来说，当排毒计划顺利完成的那一刻，大多数夫妻都具备了干干净净的身体内环境，6个月的坚持，意味着换来孕育健康宝宝的身体条件，难道这不值得我们认真去做吗？

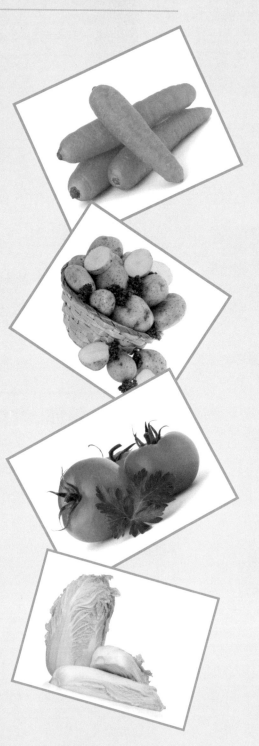

2. 身体需要排毒的信号

如果出现以下几种情况，说明你的身体需要排毒了。

体重超标

世界卫生组织推荐的标准体重计算方法是：

男性标准体重 =（身高 cm-80）×70%

女性标准体重 =（身高 cm-70）×60%

如果你的体重超过标准体重的 20%，就属于肥胖了。肥胖是一种营养过剩的疾病，如果长期过量食用高脂肪、高热量的食品，体内毒素就会滋生，造成机体失衡，引发肥胖。

皮肤瘙痒

皮肤是人体的排毒器官，皮肤的汗腺和皮脂腺能够通过出汗等方式排出毒素。外界的刺激、生活不规律、精神紧张以及内分泌失调等因素都能引发皮肤瘙痒。这说明你的身体该排毒了。

便秘

大肠是人体向外排出毒素的主要通道之一。如果毒存体内，就会造成大肠的传导功能失常而发生便秘。同时，如果长期便秘，粪便不能及时排出，体内的毒素会进一步增加，这些毒素被人体吸收，会继发肠胃不适、口臭、色斑等症状，导致人体器官功能减弱，抵抗力下降。

湿疹

湿疹多是由消化系统疾病、肠胃功能紊乱、精神紧张，或是环境中的各种物理、化学物质刺激所引起的皮肤病，也是新陈代谢过程中产生过多的废物不能及时排出体外造成的。

口臭

口臭是从口中散发出来的令人厌烦、使自己尴尬的难闻气味。一般来说，贪食辛辣食物或暴饮暴食、疲劳过度、虚火郁结，或某些口腔疾病，如口腔溃疡、龋齿以及消化系统疾病都可以引起口臭。

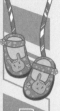

☺ 黄褐斑

内分泌发生变化、长期口服避孕药、肝脏疾患、肿瘤、慢性酒精中毒、日光照射都是黄褐斑产生的原因。所以，当脸上出现黄褐斑，说明你的身体需要排毒了。

☺ 痤疮

痤疮是一种毛囊与皮脂腺的慢性炎症性皮肤病。各种毒素在细菌的作用下产生大量有毒物质，随着血液循环危及全身，当排出受阻时，又会通过皮肤向外渗，使皮肤变得粗糙，出现痤疮。

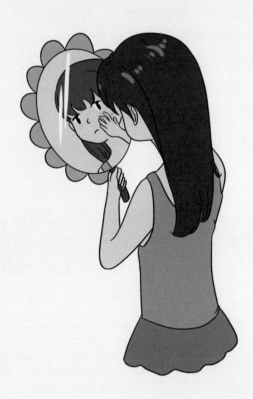

3. 三种孕前排毒的好方法

排毒的方法多种多样，选择最适合自己的会事半功倍。

刮痧法

所谓的"痧"，中医指人体内气血淤积和阻塞，也就是我们所说的"毒素"。刮痧可以排毒、去除淤积，让紧绷的、毒素过多的肌肉和身体得到缓释。刮痧一定要由专业人士操作，以免力度、时间等不当而造成不良后果。

饮食调理法

安排营养又排毒的饮食，是比较有效和温和的排毒方法。日常生活中有一些食物能够帮助人体排出毒素，孕前女性要有意识地多吃一些此类食物。同时在生活习惯上，一定要戒烟、戒酒。

一般来说，鲜蔬果汁、海带、紫菜、韭菜、豆芽、红薯、糙米都是很好的排毒食物，可以帮助你清除体内垃圾，排出毒素。

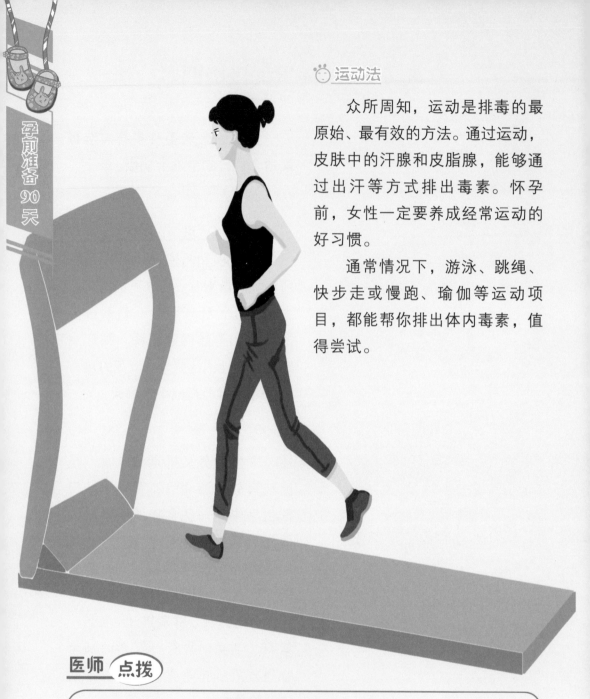

🐤 运动法

众所周知，运动是排毒的最原始、最有效的方法。通过运动，皮肤中的汗腺和皮脂腺，能够通过出汗等方式排出毒素。怀孕前，女性一定要养成经常运动的好习惯。

通常情况下，游泳、跳绳、快步走或慢跑、瑜伽等运动项目，都能帮你排出体内毒素，值得尝试。

医师 点拨

孕前吃排毒药品可行吗

通常情况下，最好不要使用药物排毒，因为是药三分毒，可能对孕后胎儿的发育有影响。不过，在绝对保证没有怀孕的情况下，可以适当使用药物排毒，并且在孕前1个月停药。

4. 心脏病患者，怀孕须咨询医生

专业医师认为，心功能分级是决定备孕女性是否能够怀孕的重要因素。

心功能分为四级。

Ⅰ级：患者患有心脏病，但活动量不受限制，平时一般活动不会引起疲乏、心悸、呼吸困难或心绞痛。

Ⅱ级：心脏病患者的体力活动受到轻度的限制，休息时舒适如常，但在日常体力活动时即感疲劳、心慌和气急。

Ⅲ级：心脏病患者的体力活动明显受限制，休息时虽无不适，但稍加活动即感疲劳、心慌、胸闷或有轻度心衰现象。

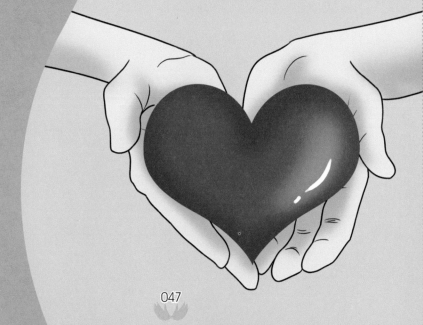

第四章　调养身体，让怀孕成为可能

Ⅳ级：心脏病患者做任何轻微活动时即感不适，休息时仍有心慌、气急、有明显的心衰现象。

当心脏病患者的心功能处于Ⅲ级或Ⅲ级以上时，不宜怀孕。同时，有下列情况之一者也不宜怀孕：风湿性心脏病伴有房颤或心率快难以控制者；心脏明显扩大或曾有脑栓塞而恢复不全者；有心衰病史或伴有慢性肾炎、肺结核者；严重的二尖瓣狭窄伴有肺动脉高压的风湿性心脏病、心脏畸形较严重或有明显紫绀的先天性心脏病而未行手术者。如果患有上述心脏病，而发现已经怀孕，可行治疗性的人工流产，以免妊娠晚期发生心衰而危及孕妇和胎儿生命。

心功能在Ⅰ~Ⅱ级的心脏病患者虽然可以怀孕，但要加强产前检查，严密观察心脏功能，预防感冒，谨防心衰。妊娠晚期应住院待产。

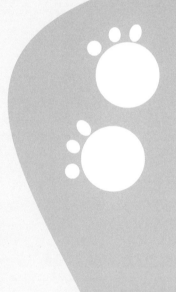

医师 点拨

心脏病孕妇应注意

（1）每天保证至少10个小时的休息。

（2）要预防或及时治疗贫血。

（3）防止感染，包括牙龈化脓、上呼吸道感染等，一旦出现上述症状要在医生的指导下用药。

5.高血压患者孕前应做全面检查

在孕育的群体中，有一个特殊的人群需要特别注意怀孕的问题。这个群体就是高血压患者，患有高血压的女性能不能怀孕呢？

高血压患者如果怀孕，容易出现妊娠中毒症，尤其是妊娠晚期易并发妊娠高血压综合征，血压持续升高，很难控制，容易发生脑溢血或中风。另外，慢性高血压患者伴有血管痉挛和血管狭窄，会使母体对胎儿营养供应受到影响，由于胎盘得到的血液供应减少，可使胎儿生长缓慢，还可造成胎盘早剥，甚至造成死胎，严重威胁母子生命。

不过，轻度和中度高血压对生育无影响或影响较小。一般来说，如果患高血压的时间不长，而且没有导致其他的器官受累（如肾脏、心脏），这个时候可以考虑怀孕。为此，高血压患者怀孕前一定要做全面检查，根据检查结果咨询医生，听取医生的意见。

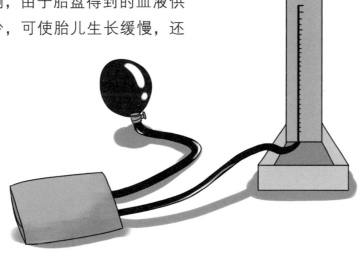

医师 点拨

孕期谨慎服用降压药

在孕期服用降压药要考虑到药物对胎儿的安全性问题。用药前要咨询医师，根据医生的建议服用药物。

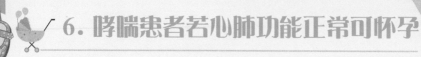

6. 哮喘患者若心肺功能正常可怀孕

哮喘又叫支气管哮喘，是一种常见病。

哮喘对孕妇和胎儿的影响取决于哮喘的严重程度。长期的慢性哮喘病人，由于其心肺功能受到严重影响，不能承受妊娠和分娩的负担，故不宜怀孕。

如果患哮喘的妇女心肺功能正常，亦可怀孕和分娩，一般不会影响胎儿发育。临床实践证明，轻度或中度的哮喘发作对胎儿影响不大。但是，妊娠期出现哮喘持续状态的孕妇，则可因机体重度缺氧及全身功能紊乱，危及母体及胎儿的健康，甚至威胁生命。

因此，哮喘患者怀孕还是具有一定风险的，应在病情相当稳定时才考虑怀孕，一旦怀孕后应在医生的指导下将哮喘控制在稳定状态下。

孕前采取有效的措施控制或预防哮喘发作，可以减少甚至消除哮喘对妊娠的不良影响。另外，孕前哮喘患者应尽可能找到引起哮喘的原因，妊娠时避开这些哮喘源。

7. 糖尿病患者应控制血糖后再怀孕

随着人们生活水平地不断提高，糖尿病的发病率越来越高，妊娠合并糖尿病的发病率也逐年增加，而糖尿病对母婴的不良影响非常明显。

糖尿病是一种代谢性疾病，可造成眼底病变，导致失明；可影响人的肾脏，出现肾功能衰竭；可影响人的免疫功能，造成伤口久治不愈；可造成血管内壁损伤，导致血栓、高血压等。

患有糖尿病的女性流产率为15%~30%，糖尿病妊娠高血压综合征的发生率比非糖尿病孕妇高13%~30%，同时，糖尿病孕、产

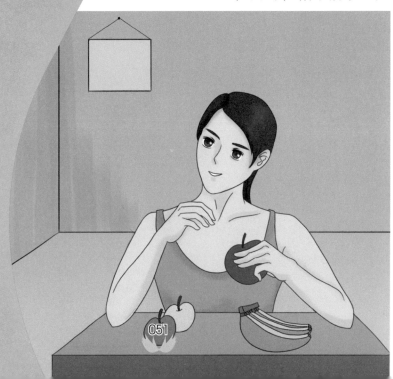

051

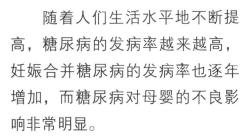

妇较非糖尿病者更易继发感染，而且产后感染常较严重。

另外，糖尿病对新生儿也有很大影响。糖尿病孕妇容易生产巨大儿，巨大儿可使分娩受阻，胎儿缺氧；孕晚期胎儿死亡率达5%~10%，多发生在孕36~38周；糖尿病孕妇的胎儿及新生儿畸形率更高，为非糖尿病孕妇的4~10倍。

患有糖尿病的女性准备怀孕时，先应征求医生的建议，再考虑是否怀孕。

如果孕前检查存在严重的心血管病、肾脏功能减退或眼底有增生性视网膜炎，则不宜怀孕，如果已怀孕则宜及早终止妊娠。

如果病情较轻，体内没有其他器质性疾病或血糖控制得较好，可以考虑怀孕。在孕前4~6个月

要经常参加体育活动，这样比孕期加强运动更有助于预防妊娠糖尿病的发生。

怀孕后除了严密监测血糖外，应坚持治疗糖尿病，并且在专业医师指导下服用降糖药。

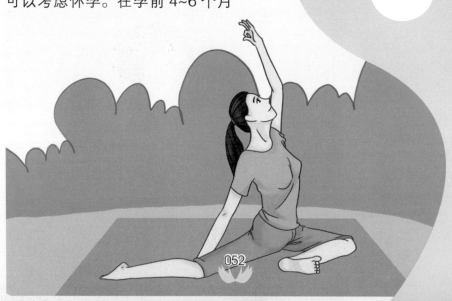

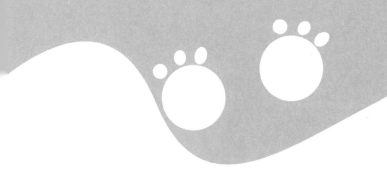

8. 缺铁性贫血不是小问题，不可疏忽大意

贫血是我国妇女常见病之一，其中又以缺铁性贫血最常见。妊娠妇女体内的铁储备不仅要满足本身血红蛋白的合成，还要满足胎儿发育的需要，这使孕妇成为缺铁性贫血的高发人群，并且随着孕周的增长，孕妇缺铁性贫血的发生率逐渐升高。

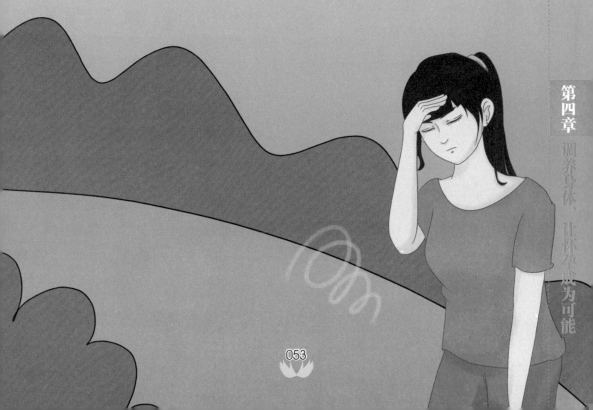

贫血对孕妇和胎儿都有影响。

对孕妇来说，危害主要表现在：一是贫血使孕妇的血浆蛋白浓度降低，所产生的抗体减少，巨噬细胞作用减弱，从而使免疫力下降，抗病力差，易发生感染。二是孕妇贫血时，血液携带氧的能力降低，在慢性轻度贫血时不会有什么不适症状，但在严重贫血时，就会加重心脏负担。如果持续发展下去，就会发生心肌缺氧，导致贫血性心脏病，甚至是充血性心力衰竭。三是对失血的耐受性下降。分娩时，贫血孕妇的出血量即使在正常范围内，也可能因耐受性下降而导致休克和死亡。

对胎儿来说，胎儿在摄取母体血清铁的过程中，铁通过胎盘是单向运转，不会由胎儿向母体逆向运输，故一般胎儿缺铁程度不会太严重。但当母体严重缺铁时，则由于血红蛋白低，摄氧少，可造成胎儿慢性缺氧，引起胎儿发育迟缓或造成早产、死胎。

对于准备怀孕的女性来说，如果患有缺铁性贫血，那么怀孕后的早孕反应就可能相对强烈，影响到营养的吸收。再加上有胎儿分享大量的营养，贫血会变得更加严重，一定要积极治疗，最好等到治愈后再怀孕。

含铁的食物主要来源于畜禽的肝脏、瘦肉、血液以及蛤贝类。所以，在日常饮食上适当增加富含铁的食物的摄入量，即可增加血色素铁的供给，改善贫血症状。

爱心提示

补铁先补维生素C

维生素C可以促进铁质的吸收和利用。因此，建议患有贫血的女性每日坚持食用一些富含维生素C的新鲜蔬菜和水果。比如芥菜、胡萝卜、番茄、黄瓜、豌豆、黑木耳、牛乳等。

9. 甲亢患者须治愈后再怀孕

甲亢患者究竟能不能怀孕，这是许多患者及其亲属关心的问题。在医学界看来，甲亢患者是否可以怀孕，必须了解甲亢对怀孕的影响，甲亢病情轻重及怀孕、分娩对病情的影响才能作出判断。

一般而言，轻症甲亢患者及经过治疗后能很好控制病情的甲亢患者可以怀孕，在产科及内科医师的监护下大多可获得良好的怀孕结果。

重症和不易控制病情的甲亢患者怀孕后，母体和胎儿的合并症则较多。甲亢患者的血液中存在着一种长效甲状腺刺激素，有促进甲状腺功能的作用。此物质可通过胎盘进入胎儿血液循环系统，引起胎儿暂时性甲状腺亢进。胎儿在孕15周时即可吸收碘，合成甲状腺素。但母体怀孕后，肾对碘的回收减少，易致碘缺乏，使胎儿吸收碘少，可致甲状腺功能改变。在孕妇治疗过程中，若给过多碘，那么亦可通过胎盘被胎儿吸收。因此孩子生下来后可发生甲状腺功能低下或亢进等。

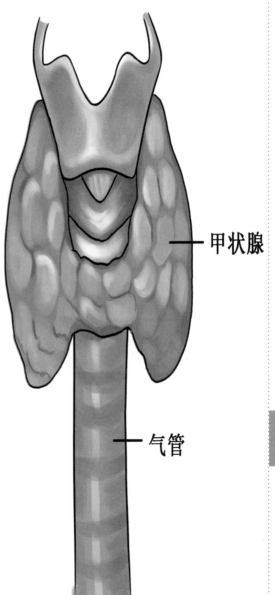

甲状腺

气管

第四章 调养身体，让怀孕成为可能

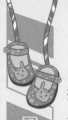

总而言之，母体服用的药物以及病理变化可能会影响胎儿，严重者可引起流产、早产、宫内发育迟缓，甚至新生儿窒息。

甲亢可使孕妇心脏负荷加重，促使重症甲亢患者发生心力衰竭，再加上孕妇体内能量贮存减少，易发生子宫收缩无力，使产程延长和产后出血增加。同时，产褥期感染的机会也会增加。此外，怀孕后甲状腺体积可能轻度增大，甲状腺素也可有轻度增加。特别值得一提的是，必须接受手术分娩的重病甲亢患者，麻醉和手术都有诱发甲亢危象的可能。

当然，甲亢患者是否能够怀孕还得由专业医师经过详细体检后才能做出最后的决定。倘若病情较轻则可以怀孕，但孕前必须先行内科治疗控制病情，孕后定期进行产前检查，并在医生指导下治疗，尽可能地减少母、胎合并症的发生。

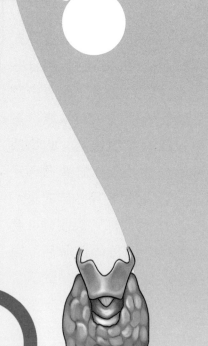

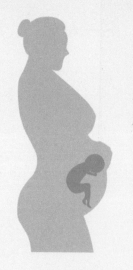

解剖甲状腺

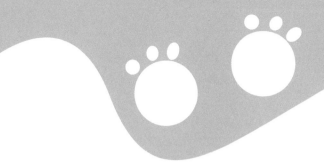

10. 乙肝患者病情稳定后方可妊娠

乙肝患者能否怀孕，主要是由肝脏本身能否承受整个孕期和分娩过程的负担所决定的。

当前有两种倾向值得关注，一部分人想等到把乙肝病毒的传染性降低到零或很低水平以后再怀孕，这不太现实；另一部分人则不考虑身体承受能力，抱着试一试的心态而怀孕，这很危险。

专家建议，属于以下6种情况之一的，一定要在正规医疗机构的专科医生指导下怀孕，以保证母婴平安，并最大限度地阻断乙肝病毒向下一代传播。

（1）曾有过怀孕史，但因肝脏不能承受而终止妊娠者。

（2）乙肝病毒感染者伴有妇科疾患不宜怀孕者。

（3）乙肝病毒感染时间较长且肝脏损害严重，证实为肝硬化，伴有明显的血小板减少、脾脏功能亢进，凝血功能障碍者。

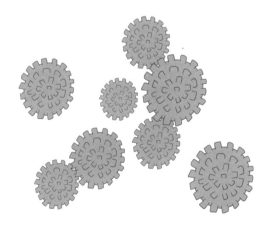

乙型肝炎病毒

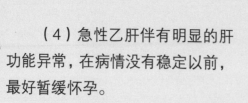

（4）急性乙肝伴有明显的肝功能异常，在病情没有稳定以前，最好暂缓怀孕。

（5）慢性乙肝患者伴有严重的肝外系统表现，如肾病、再生障碍性贫血等。

（6）慢性乙肝患者肝功能异常较为明显，且肝功能波动较大，常伴有蛋白比例倒置或低蛋白血症。

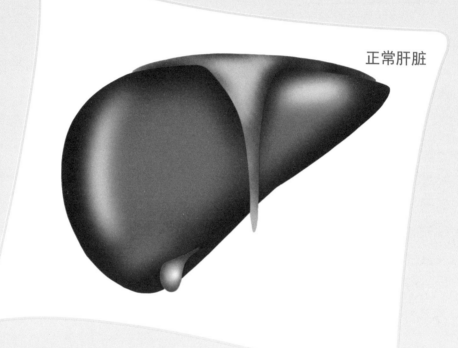

正常肝脏

医师 点拨

乙肝的预防措施

（1）积极注射乙型肝炎疫苗。这是预防乙型肝炎最有效的措施。

（2）防止血源传播。不输入未经严格检验的血液和血制品；不去街头拔牙、耳垂穿孔、文身等。

（3）防止性传播。乙型肝炎可以通过性传播，因此用避孕套可以在极大程度上减少感染乙肝的机会。

11. 癫痫患者治愈后可怀孕

癫痫是一种高发疾病，可在任何年龄段的人身上发病。癫痫病不仅会给女性患者带来危害，还有可能遗传到下一代。那么，女性患有癫痫病能生小孩吗？

专家给我们的答案是：可以，但需要服药。患癫痫的女性在怀孕前应在专科医生指导下做孕育计划，将癫痫发作次数控制到最少，药物尽量由多剂减至单剂，维持能够控制癫痫发作的最低剂量，整个妊娠期间要定期随诊及检查，另外应常规服用叶酸及多种维生素。只要做好以上准备工作，90%的癫痫妇女是能够正常怀孕及分娩的。

肯定了癫痫病能生育这个问题后，还是要提醒备孕女性，从优生学观点出发，以下情况还是要引起注意。

（1）无家族史和家系脑电图异常的癫痫患者，在育龄期内癫痫治愈（包括脑电图恢复正常）1年后可生育。

（2）原发性癫痫患者应考虑禁止生育。

（3）女性癫痫患者有明确的家族史者，如已结婚应考虑禁止生育。

（4）夫妻双方有癫痫家族史的应考虑禁止生育。

（5）一方为癫痫患者，对方仅有脑电图异常时也应考虑禁止生育。

（6）全身性发作癫痫患者，脑电图有广泛异常，其同胞中也有类似表现的，应考虑禁止生育。

（7）双方均为原发性癫痫患者的近亲也应考虑禁止生育。

（8）一方有家族史，已生过患癫痫的子女，不应生育二胎。

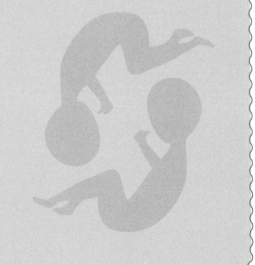

近年来，结核病发病率在全世界范围内有明显的上升趋势。结核病是一种呼吸道传染病。由于孕妇耗氧量超过非孕妇的 15%~25%，所以容易感染结核病或使原有的结核病复发。

患了肺结核可不可以怀孕，这是一个比较复杂的问题，要具体分析。

患了肺结核的妇女在结核病还在活动期阶段，要做好避孕，不怀孕为好。所谓肺结核活动期，主要是指有发热、盗汗、全身乏力、咳嗽、咯血以及胸部检查 X 线发现浸润渗出性病变、血沉降率升高等表现。

凡患肺结核的女性应积极治疗，待结核病治愈 1 年以上再考虑妊娠为宜。

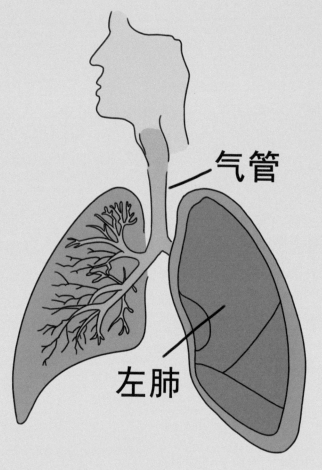

气管

左肺

13. 得了肾病，注意检查和治疗

妊娠会使全身的血容量逐渐增加。如果孕前患有肾病，孕后肾脏的负担会比正常孕妇更重，容易导致病情恶化，甚至发生肾脏功能衰竭。在怀孕中晚期还容易诱发妊娠高血压综合征，使肾脏损害加重。由此影响胎盘功能，造成胎儿发育迟缓，易使胎儿在子宫里缺氧而难以成活，出现流产或死胎。

所以，如果曾经患肾炎，经过治疗已经基本痊愈，并且肾功能已经恢复正常，血压稳定，可以在医生的指导下妊娠。

怀孕后必须注意休息并增加卧床时间，饮食上多摄取富含蛋白质和维生素的食物。整个孕期都要有医生监护，以便及早发现妊娠高血压综合征，及时采取控制措施。

如果患有慢性肾炎并伴有高血压，不仅怀孕后容易造成胎儿死亡，而且会加重肾脏功能的损害，一旦怀孕会很危险。因此，病情未得到控制时不适宜怀孕。

肾脏和肾上腺

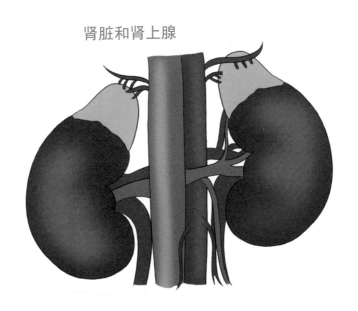

14. 治好牙病再怀孕

怀孕会引起生理上的一系列变化，口腔部分也会因为内分泌及生活饮食习惯的改变而使孕妇容易患牙病。

女性在怀孕后，体内的雌性激素水平明显上升，尤其是黄体酮水平上升很高，会使牙龈中血管的通透性增强，容易诱发牙龈炎，医学上称"妊娠期牙龈炎"。

研究证实，怀孕前未患牙龈炎的女性，其怀孕后患"妊娠期牙龈炎"的比例和严重程度均大大降低；而在孕前患有牙龈炎或牙周炎的女性，怀孕后炎症会更加严重，牙龈会出现增生、肿胀、出血，个别的牙龈还会增生至肿瘤状，称为"妊娠期龈瘤"。另外，患者牙周袋中细菌毒性增强，对牙周骨组织的破坏也加重，往往引起多颗牙齿的松动甚至脱落。如果孕妇是中度、重度的牙周炎，生出早产儿和低体重儿的概率会大大增加。所以，怀孕前应该进行牙龈炎和牙周炎的检查和系统治疗。

专家建议，想怀孕的女性最好在孕前进行全面的牙周检查和诊断，这样才能减少孕期的危险。

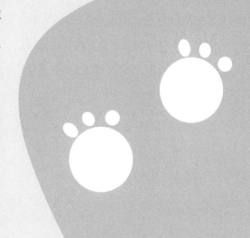

15. 前列腺炎不可怕，积极治疗攻克它

前列腺炎是指前列腺特异性和非特异感染所致的急、慢性炎症，从而引起的全身或局部症状。它不是一种直接威胁生命的疾病，但严重影响患者的生活质量。

患了前列腺炎影响生育吗？对于这个问题不可一概而论。要根据男科检查及精液常规分析后综合评判。

从理论上讲，当前列腺有炎症时，哪怕是无菌性的，由于局部腺体的充血水肿，血液循环不畅，代谢产物不能及时排出，会对前列腺液的质量有影响，并随后影响射出精液的质量（前列腺液占精液量的 1/3 左右），因而有可能会影响精子的后续活动。

但是，临床上也发现许多慢性前列腺炎反复多年的患者，并没有影响精子质量，很多患有前列腺炎的育龄男性照样生育子女。

所以，不要把前列腺炎和男子不育画等号，患前列腺炎的男子大可不必过分担心，悲观失望，背上沉重的思想包袱。从优生优育的角度考虑，前列腺炎患者积极治疗，并听从医生的建议，照样可以生儿育女。

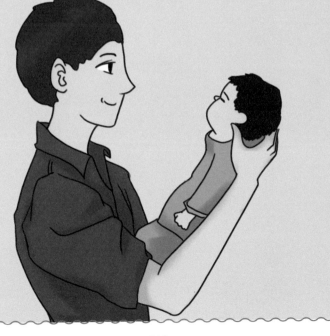

第四章 调养身体，让怀孕成为可能

16. "附件"非"闲职"，生育"挑大梁"

附件是指女性的输卵管和卵巢，它们一旦发生炎症，就称为"附件炎"。很多女性可能因"附件"二字，就认为它起的是"附属"作用，即便有了炎症，也没有放在心上。

输卵管和卵巢虽有子宫"附件"之称，但在生儿育女中却是挑大梁的角色。这两个"附件"若出现严重的炎症，完全可能酿成不孕。

对女性来说，输卵管通畅是生育的必备条件。卵巢排出卵子后，须经输卵管"运输"到受精的位置。如果输卵管发生炎症，就可能使其粘连、梗阻，卵子无法顺利通过。

轻型单纯型附件炎早期经积极治疗后，其功能可得以恢复，对受孕影响不大。

较重的附件炎，尤其是结核性或淋菌性感染，即使痊愈，也会造成输卵管的粘连、扭曲、狭窄，从而导致不孕。

所以，患了附件炎的女性切不可大意，建议在专业医生的指导下积极治愈后再考虑怀孕。

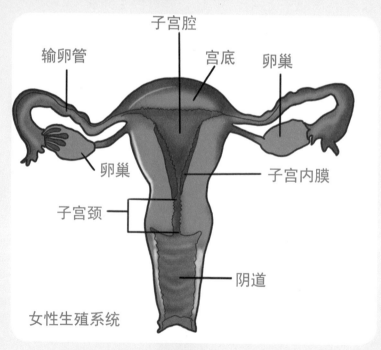

子宫腔
宫底
输卵管
卵巢
卵巢
子宫内膜
子宫颈
阴道
女性生殖系统

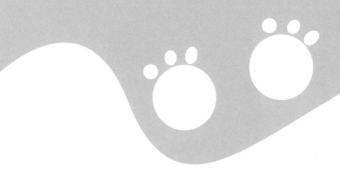

17. 患了阴道炎，治愈后再怀孕

阴道炎是困扰女性的妇科炎症之一，主要由细菌、真菌及原虫引起。由于特殊的生理构造，每个女性的阴道都带有可致病的不同菌群，人体抵抗力下降的时候，菌群数量失调即可发生炎症。

一般来说，阴道炎可分为滴虫性阴道炎、霉菌性阴道炎等。女人患有阴道炎时，会导致阴道内分泌物增多，从而会影响精子的穿透能力，对怀孕有一定的影响。

专业医师建议，患有轻度的阴道炎，对精子的活动能力影响小一些，一般对怀孕无碍，如果是比较严重的阴道炎，则应治愈后再怀孕。

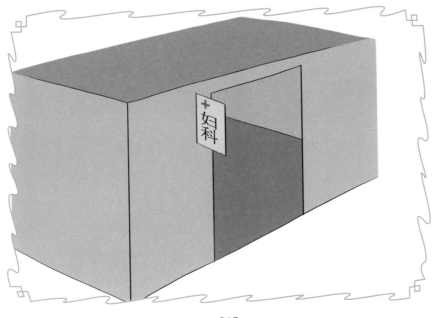

第四章 调养身体，让怀孕成为可能

孕前准备90天

宫颈糜烂是最常见的妇科病之一，是慢性宫颈炎的一种临床表现形式。引起宫颈糜烂的原因很多，可以是机械性刺激如性交，也可以是宫颈的损伤或是细菌、病毒的感染，还有化学药物刺激等，都可以造成宫颈糜烂。

宫颈糜烂是炎症所致，其症状为宫颈分泌物明显增多，宫颈黏液质地黏稠，其中含有大量的白细胞，当精子通过子宫颈时，炎症环境会降低精子的活力，黏稠的分泌物使精子难以通过。炎症细胞还会吞噬大量的精子，部分精子可能被细菌及其毒素破坏。因此，宫颈糜烂增加了受孕的难度，与不孕有一定的相关性。

相关专家建议，宫颈糜烂患者只要经过正确的治疗，等痊愈或好转后，怀孕是有可能的。

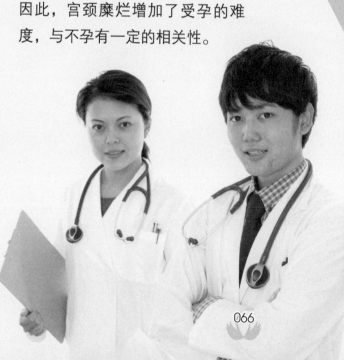

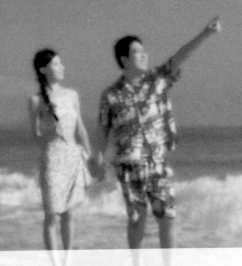

第五章

调节饮食，提前进行营养储备

营养专家发现，许多营养素可以在人体内储存很长的时间。比如，脂肪能在体内储存 20~40 天，维生素 C 能在体内储存 60~120 天，维生素 A 能在体内储存 90~356 天，铁能在体内储存 125 天。我们都非常清楚，一个微小的受精卵在母体中发育成胎儿，所需要的营养是非常多的，这些营养如果仅仅在孕期补充，显然很难实现各种营养元素的充足供应。所以，孕前提前加强营养，有针对性地储备多种营养素非常重要。

1. 营养不足对胎儿危害巨大

影响优生的因素很多，营养因素是重中之重。据世界卫生组织统计，营养不足的孕妇所生下的新生儿不仅体重较轻，而且死亡率也很高。具体来说，主要体现在以下几个方面。

易导致不孕

许多现代女性有节食、偏食或挑食的不良饮食习惯，导致身体缺乏某些营养素，使卵子的活力下降或月经稀少，容易造成不孕。因此，孕前及时补充营养才能提高受孕的可能性。

易致孕妇产后乳汁不足

孕前营养缺乏会影响女性乳房发育，造成产后乳汁不足，影响新生儿的喂养。与此相反的是，那些孕前营养充足的孕妇，所生出的新生儿体重正常，母乳喂养的成功概率较大，身体的抗病力也较强，平时不容易生病。

影响胎儿发育

孕后1~3个月内，胎儿各个重要器官，如心、肝、肾、肠、胃等都要在这一期间发育成型，且大脑也在迅速发育，这一时期胎儿必须从母体获得充足而全面的营养。然而，这些营养的一部分需要在孕前体内就有所储备，否则将会导致孕早期营养供应不足。加之怀孕初期的孕吐反应使孕妇进食量不够，影响了营养的摄取。如果孕前存在营养不良，胎儿的早期发育会受到较大影响。

研究表明，某些先天性畸形儿与母亲的营养状况有密切关系。如果孕妇妊娠期缺钙，新生儿不仅体重不足，还增加了患侏儒症和佝偻病的可能性；如果孕妇在妊娠期缺锌，所生孩子身材矮小，畸形发生率很高；如果孕妇缺乏维生素A，可致流产，如果发生在器官分化期，可致器官畸形；孕妇缺乏叶酸，出生后的婴儿会出现神经管畸形。

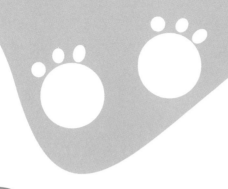

医师 点拨

孕前半年补充营养

孕产专家提醒，越早注意调整饮食，增加营养，对优生好处越大。通常情况下，提前半年进行营养储备较为合理。

山楂 营养丰富，其中维生素C、铁、钙含量为各类水果之冠。据测定，每百克山楂果实中，含钙85毫克、维生素C89毫克，还含有丰富的铁、磷、蛋白质、脂肪以及红色素、果胶等。

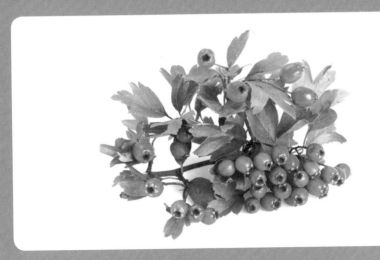

2. 孕前补充营养的原则

孕前补充营养非常重要，一般来说，要遵循以下几大原则。

饮食习惯要健康

每餐吃七八分饱即可，不暴饮暴食，细嚼慢咽，延长进食时间，按饮食计划把每餐食品计划好。

食物要多样化

为了摄取更多的养分，食物要多样化。每种食物中的营养成分含量不同，只有食物的种类足够丰富，不偏食，才能获得均衡而充足的营养。

食材要绿色天然

俗话说："三天不吃青，两眼冒金星。"意为人体健康离不开绿色蔬菜。因而，备孕时及怀孕后，都应注意选用新鲜、无污染的蔬菜、瓜果，还可在餐桌上增加一些野菜和野生食用菌。很多女性在孕前喜欢吃营养品来增加营养的摄入，其实营养品中大多添加了有色剂或其他成分，其营养价值并非很高。孕前女性应该多食天然食品，这类食物中的营养完全能够满足身体需要。

爱心提示

盲目进补适得其反

孕前补充营养要因人而异，盲目进补不可取。身体瘦弱、贫血的女性可以多补充营养，以增强体质。但是，对于肥胖的女性来说，进补要有节制。一般来说，孕妇在整个怀孕期间体重增加正常值为12千克左右，体重一旦超标对自身和胎儿都不利。如果孕前体重就"一发不可收拾"，孕后就更难控制了。

☺ 不忘补充水分

水对于备孕女性是非常重要的，只有补充了足够的水分，营养物质才更容易被吸收，同时体内的毒素才能随着汗液和尿液排出体外。当然，女性最好喝白开水，因为未煮开的水中含有细菌，会损害健康。

苋菜富含膳食纤维，常食可促进体内排毒，防止便秘。其铁的含量高于菠菜，为鲜蔬菜中的佼佼者。

苋菜叶富含易被人体吸收的钙质，对牙齿和骨骼的生长可起到促进作用，并能维持正常的心肌活动，防止肌肉痉挛。

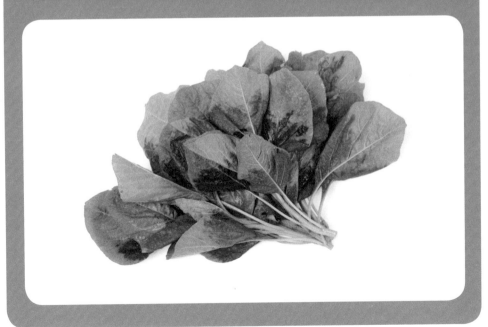

3. 需要储备的重要营养素

孕前需要补充的营养素主要有以下几大类。备孕夫妻对此要有清晰的认识，以便结合自身状况有针对性地及时做出饮食调整。

蛋白质

蛋白质是胎儿生长发育的基本原料，孕期对蛋白质的需求量增加，以满足母体和胎儿的需要。胎儿各种器官功能的发育都是以体内组织蛋白质的合成与积累为基础的。蛋白质具有多种生物学功能，它直接参与体内各种酶的催化作用、激素的生理调节作用、血红蛋白的运载作用以及抗体的免疫作用等。此外，它对遗传等生命活动也起着重要作用。对于备孕女性来说，提早补充蛋白质非常重要。

优质蛋白质主要来源于动物蛋白及植物蛋白。动物蛋白主要来源于禽、畜及鱼类的肉和蛋类、奶类。植物蛋白主要来源于米面类和豆类。一般要动物蛋白与植物蛋白混合食用，使两者相互补充，能更好地满足身体需要。

脂肪

脂肪是机体热能的主要来源，1克脂肪所产生的热量是糖类及蛋白质的2倍多。当脂肪含量占体重的22%时，妇女才能维持正常的月经，排卵、受孕、生育和哺乳才能顺利进行。脂肪中的脂肪酸是构成机体细胞组织不可缺少的物质，增加优质脂肪的摄入对怀孕有益。

优质脂肪的来源主要有动物的肉、内脏，各类坚果如核桃仁、杏仁、花生仁、葵花籽仁等，各种豆类如黄豆、红小豆、黑豆等，部分粮食如玉米、高粱、大米、小米等。

碳水化合物

碳水化合物亦称糖类化合物，是自然界存在最多、分布最广的一类有机化合物。葡萄糖、淀粉、蔗糖、纤维素等都属于碳水化合物，它是胎儿新陈代谢所必需的营养素。所以孕妇必须保持血糖水平正常，才能保证胎儿正常生长。

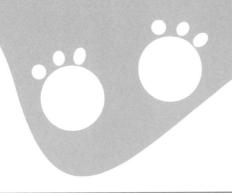

鸡蛋 营养丰富，富含胆固醇。一个鸡蛋重约 50 克，含蛋白质 7 克。鸡蛋蛋白质的氨基酸比例很适合人体生理需要，易为人体吸收，利用率在 98% 以上，营养价值很高。

鸡蛋的最佳吃法是煮着吃。通常，在沸水中煮 5~7 分钟为宜。鸡蛋不宜用油煎。油煎鸡蛋会使蛋清所含的高分子蛋白质变成低分子氨基酸，在高温下可能会形成有害物质。

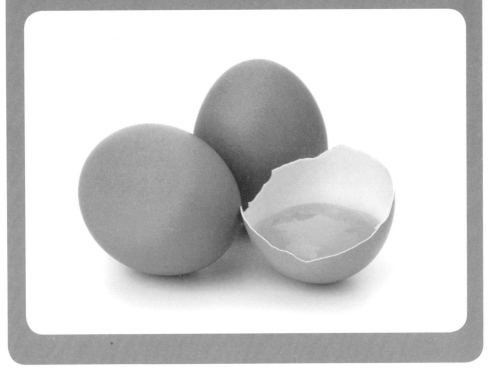

第五章 调节饮食，提前进行营养储备

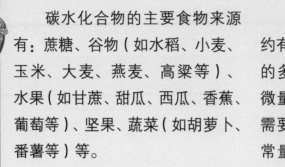

碳水化合物的主要食物来源有：蔗糖、谷物（如水稻、小麦、玉米、大麦、燕麦、高粱等）、水果（如甘蔗、甜瓜、西瓜、香蕉、葡萄等）、坚果、蔬菜（如胡萝卜、番薯等）等。

无机盐和微量元素

机体内的元素，除了碳、氢、氧、氮是以有机物（蛋白质、脂肪、糖类）的形式出现之外，其余的都是无机元素，它们大多以盐的形式存在于体内，所以又称为无机盐。这些无机物与有机物紧密地结合在一起，共同维护人类的健康。

目前人体内已发现的元素大约有50多种。根据其在体内含量的多少，大致可分为常量元素和微量元素。凡是含量较多，每日需要量在100毫克以上的元素属常量元素（钙、镁、钠等）。另一类在体内含量极少，需要量为100毫克以下的元素称为微量元素（铁、铜、硒、碘等）。

充足的无机盐和微量元素，是构成骨骼、制造血液、提高智力、维持体内代谢平衡必不可少的物质。

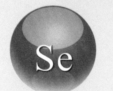
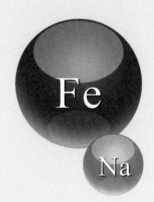

爱心提示

补充营养素因人而异

备孕夫妻必须根据自己的身体状况补充所需要的蛋白质、脂肪、碳水化合物、微量元素等，但并不是没有限量。因此，建议在专业人员指导下调整饮食。

4. 补充维生素助优生

维生素是维持身体健康所必需的一类有机化合物。这类物质在体内既不是构成身体组织的原料，也不是能量的来源，而是一类调节物质，在物质代谢中起重要作用。人体对维生素的需要量很少，少到只能用毫克或微克来计算。但是，维生素的作用却很大。如果长期缺乏某种维生素，就会引起生理机能障碍而产生某种疾病。对于备孕夫妻来说，提前在体内储备维生素有利于优生。

维生素A

维生素A是机体生长和骨骼发育不可缺少的营养成分。如果男性缺乏维生素A，容易使精子受到损害，降低受孕率。如果孕妇缺乏维生素A，容易发生流产，或者胎儿骨骼发育畸形。

一般来说，备孕夫妻每天所需维生素A的量为900微克，维生素A补充过量会引起中毒。营养学家发现，半碗蒸胡萝卜的维生素A含量可达到约4 000微克，所以，只要饮食得当，完全能够满足人体对维生素A的需求量。

富含维生素A的食物有奶油、乳酪、鳗鱼、动物肝脏、绿色蔬菜等。

维生素C

维生素C可提高机体抗病能力，参与血细胞的再生和止血过程，预防流产、胎儿发育不良、早产。体内储备足够维生素C的男性，会有较健康的精子。备孕夫妻每日所需维生素C的量约为60毫克。

因此，备孕夫妻都要多补充含维生素C的食物，如乳类、蛋类、动物肝脏、植物油、芝麻及其制品、瘦肉、红枣、核桃、胡萝卜、番茄、卷心菜、莴苣和水果等。

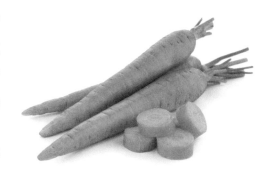

维生素 B₁

维生素 B₁ 能够维持神经系统的协调性，增进食欲，有利于消化吸收和通便，并参与糖代谢。孕妇缺乏维生素 B₁ 容易导致新生儿先天性脚气病、死胎。

富含维生素 B₁ 的食物有粗杂粮、豆类、瘦猪肉等。

维生素 D

孕妇缺乏维生素 D，会直接影响钙的吸收，造成孕妇缺钙。因此，孕前在补钙的同时，也要

番茄 据营养学家研究测定，每人每天食用 50 ～ 100 克鲜番茄，即可满足人体对几种维生素和矿物质的需要。番茄含的"番茄素"，有抑制细菌的作用。

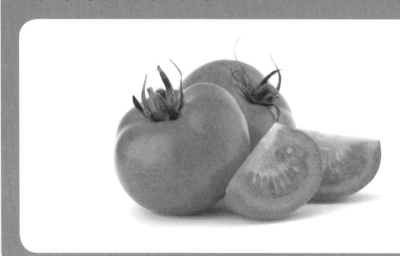

补充维生素 D，以达到充分补钙的目的。补充时间以孕前 2 ~ 3 个月开始为宜。建议每日维生素 D 的摄入量为 10 微克。

维生素 D 的获得可以通过多晒太阳使维生素 D 在皮肤内转化增加，也可以通过吃富含维生素 D 的食物获得，如青鱼、鲑鱼、沙丁鱼等。

维生素 E

维生素 E 与硒具有协同的抗氧化作用，如果给生育能力有问题的男性同时补充硒和维生素 E，就会发现其精液质量显著提高。女性孕前补充维生素 E 可预防流产、增强生殖功能。另外，高品质的维生素 E 可以帮助怀孕的女性预防妊娠纹。

富含维生素 E 的食物有动植物油、牛奶、动物内脏、蛋黄、莴苣等，其中，麦胚油、棉籽油、玉米油、花生油中维生素 E 含量更丰富。

维生素 B_6

维生素 B_6 是制造抗体的必需营养素，也是 B 族维生素中健全免疫系统的重要物质。适量地补充维生素 B_6，能缓和妊娠孕吐的不适。

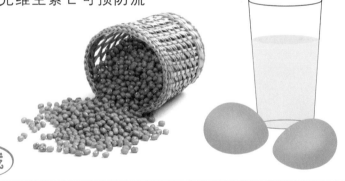

医师 点拨

服用维生素补充剂需注意

维生素补充剂只是一种安全措施，并不能取代健康的饮食。所以，不可随意服用药店柜台出售的维生素补充剂，否则会对胎儿产生不良影响。正确的做法是，在怀孕之前服用专门给孕妇配制的维生素补充剂，并咨询相关医师，确定你需要补充的维生素种类及服用量。

5. 揭开服用叶酸的前因后果

相信许多育龄青年都知道要在孕前补充叶酸。如果要问为什么要补充叶酸呢？什么时间补充叶酸最合适？每天补充叶酸的量为多少呢？此类细节性的问题许多人就不知道了。在下面的内容中我们将详细向大家解答。

补充叶酸的原因

叶酸属 B 族维生素，它对维持人类胚胎正常发育有着重要的作用。研究表明，缺乏叶酸的动物和人类子代可能发生多种畸形，叶酸缺乏可引起 DNA 合成和复制障碍，从而发生神经管缺陷。

备孕女性补充叶酸的最佳时间

一般来说，补充叶酸最科学的时间是在孕前的 3 个月开始，备孕女性要一直吃到怀孕 3 个月为止。对于叶酸需求较多的孕妇来说，整个孕期都需要补充叶酸。特别是孕早期作为胎儿器官分化、胎盘形成的关键时期，如果此时孕妇缺乏叶酸的话，那么就会影响胎儿的大脑和神经系统的正常发育，严重的话还会因为胎盘发育不良而导致流产、早产。关于怎样服用叶酸，特殊情况的女性要听从医师的建议。

男性同样需要补叶酸

对于备孕男性来说，叶酸是提高精子质量的重要物质。当男性体内的叶酸不足时，其精液的浓度下降，精子活动能力也下降，从而使得受孕机会减少。此外，由于叶酸参与了体内遗传物质 DNA 和 RNA 的合成，所以传递着遗传信息的"种子"也离不开叶酸。目前，科学已经证明，足够的叶酸对于男性生殖健康是相当重要的。所以，备孕男性也要从孕前 3 个月开始服用叶酸，直至确定妻子怀孕后停止服用。

哪些食物中含有叶酸

在我们的日常生活中，凡是含维生素 C 的食物如新鲜蔬菜、水果都含有叶酸，但由于天然的叶酸不稳定，易受阳光、烹调等因素的影响而发生氧化，所以人体真正能从食物中获得的叶酸并不多。

🟡 每天补充叶酸的量

医生建议，孕前 3 个月和怀孕 3 个月内，每天吸收 0.4 毫克的叶酸就已经足够。服用 3 个月叶酸后，如未怀孕，应继续服用。

既然叶酸那么重要，是不是吃得越多越好呢？对于这一点，医生也给出了专业的建议：过犹不及，过度地补充叶酸反而会干扰孕妇的锌代谢，锌一旦摄入不足，就会影响胎儿的发育。

因此，备孕女性最好在医生的指导下服用叶酸制剂。对于曾经生下过神经管缺陷婴儿的女性，再次怀孕后可以遵医嘱适当增加每日的叶酸服用量。

叶酸药片

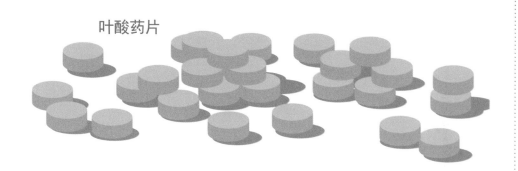

医师 点拨

食补无法代替服用叶酸片

虽然绿叶蔬菜、水果、动物肝脏中都含有不少叶酸，但是叶酸稳定性较差，食物在贮存、加工和烹调的过程中，叶酸损失高达 50%~90%，尤其是加热对叶酸的破坏最大，所以通过食补几乎无法达到孕期需要的每天 0.4 毫克的标准。有调查显示，我国育龄女性膳食中叶酸摄入量平均每天不足 0.266 毫克，如果再减去烹调损失的部分，实际摄入量不足 0.2 毫克，远远低于中国营养学会和世界卫生组织推荐的 0.4 毫克。因此，服叶酸片还是必要的，只要按医生指导服用，不会有副作用，对此准妈妈不必担心。

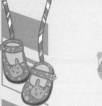

6. 备孕女性要补充的微量元素

备孕女性如果在孕前体内微量元素储备不足，那么怀孕后会更容易缺乏。而微量元素对胎儿的生长发育非常重要。因此，在准备怀孕前，别忘了补充微量元素。

碘

孕前补碘比怀孕期补碘对胎儿脑发育的促进作用更为显著。碘堪称智力营养素，是人体合成甲状腺素不可缺少的原料。而甲状腺素参与脑发育期大脑细胞的增殖与分化，是不可缺少的关键营养成分。

因此，准备怀孕的女性最好先检测一下尿碘水平，以判明身体是否缺碘。缺碘者宜在医师指导下服用含碘酸钾的营养药，食

海带 一种营养价值很高的蔬菜，同时具有一定的药用价值。它含有丰富的碘等矿物质元素。研究发现，海带具有降血脂、降血糖、调节免疫、抗凝血、抗肿瘤、排铅解毒和抗氧化等多种功效。

用含碘盐及经常吃一些富含碘的食物，如紫菜、海带、海参、干贝、海蜇等，以满足体内的碘需求，从而促使胎儿大脑得到充分发育。

钙

钙对人体有重要的作用。具体表现在：钙是骨骼和牙齿的组成成分，是人体的"支架"；钙参与神经和肌肉的活动，神经递质的释放、神经冲动的传导、肌肉的收缩都需要钙的参与。因此，钙是胎儿骨骼发育包括牙齿生长以及脑神经发育不可缺少的营养物质。

孕妇如果缺钙，会使胎儿生长发育受阻，患先天性软骨症及脑神经发育不良的概率增加。

富含钙的食物有蛋类、奶类、虾皮、螃蟹、紫菜、海带、虾米、银耳、大豆、豌豆、蚕豆、核桃仁、西瓜籽儿、南瓜籽儿等。

铁

人体缺铁就会出现缺铁性贫血。如果孕前贫血，孕后多容易导致胎儿缺铁。铁在体内可储存4个月之久，最好在孕前3个月开始补铁。同时，孕期应多食一些含铁丰富的食物。

富含铁的动物性食物有猪肾、猪血、猪肝以及其他动物的肾、血、肝等。富含铁的植物性食物有黄豆、豆制品、银耳、木耳、海带、海蜇、芹菜、荠菜等。

锌

锌参与人体核酸和蛋白质的代谢过程。孕妇缺锌会导致胚胎发育受到影响，形成多种先天畸形。可见，孕前补锌很重要。

富含锌的食物有瘦肉、肝、蛋、奶制品、莲子、花生、芝麻、胡桃等，但以动物性食物更为丰富。另外，从准备怀孕前半年必须戒酒，以免酒精增加体内锌的消耗。

硒

硒对人体的生长发育有促进作用。孕妇如果缺硒会影响胎儿正常的生长发育，多出现畸形儿，出生的新生儿易发生呼吸窘迫综合征、支气管炎和肺发育异常。孕妇也容易发生中毒症。

富含硒的食物有芝麻、动物内脏、大蒜、蘑菇、海米、鲜贝、黄花菜、海参、鱿鱼、苋菜、黄油等。

锰

孕妇缺锰会影响胎儿生长发育，导致胎儿智力低下，或产生畸形胎，尤其对胎儿骨骼的影响最大，常出现关节严重变形，而且死亡率较高。

一般来说，以谷物和蔬菜为主食的人不会缺锰，但如果经常吃加工过于精细的米面，或以乳品、肉类为主食时，往往会造成锰摄入不足。孕前应多吃水果、蔬菜、粗粮。

富含锰的食物有坚果、粗粮、茶叶、豆类、肉、蛋、奶等。

总之，无论补充哪种微量元素，都需根据个人身体状况来补充。如果你不确定应该怎样补充，最好咨询相关医师，为你制订合理的营养搭配和补充方案。

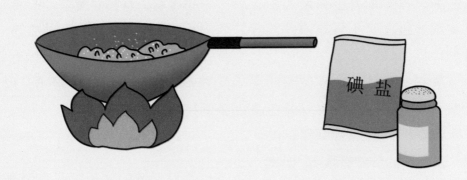

爱心提示

炒菜用加碘盐还缺碘吗

有的育龄女性提出这样的问题，平时炒菜时用的是加碘盐，可孕期为什么还缺碘呢？原来，在炒菜的时候放碘盐容易导致碘挥发。正确的做法是，在菜炒熟后再放碘盐，这样碘不易挥发。

7. 备孕女性要远离的食物

备孕阶段少不了饮食上的禁忌，为了怀上健康聪明的宝宝，在孕前饮食中，备孕女性需注意以下几方面。

× 辛辣食品

怀孕本身就会影响孕妇的消化功能和排便，如果孕妇始终保持进食辛辣食品的习惯，一方面会加重孕妇消化不良和便秘的症状；另一方面也会影响孕妇对胎儿营养的供给，甚至增加分娩的困难。所以，计划怀孕前3~6个月应停止吃辛辣食品。

× 高糖食物

怀孕前，夫妻双方尤其女方，若经常食用高糖食物，可能会引起糖代谢紊乱，甚至成为潜在的糖尿病患者；怀孕后，由于胎儿的需要，孕妇摄入量增加或继续维持怀孕前的饮食结构，则极易出现孕期糖尿病。

× 熏烤食品

熏烤食品是用木材、煤炭做燃料熏烤而成的，在熏烤过程中，燃料会散发出一种叫苯并芘的有毒物质，污染被熏烤的食物。而

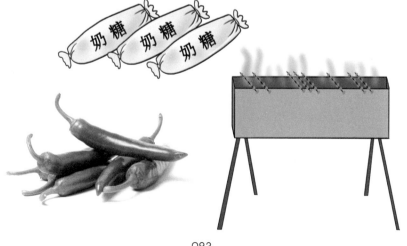

苯并芘是多环芳烃化合物的一种，是目前已知的强致癌物质，进入人体后，会使细胞核的脱氧核酸分子结构发生改变，从而引发癌变。

☺ × 咖啡因类饮品

咖啡、可可、茶叶、巧克力和可乐型饮料中均含有咖啡因。计划怀孕的女性或孕妇大量饮用后，会出现恶心、呕吐、头痛、心跳加快等症状。咖啡因还会通过胎盘进入胎儿体内，刺激胎儿兴奋，影响胎儿大脑、心脏和肝脏等器官的正常发育。因此，建议计划怀孕的女性尽量不饮用含咖啡因的饮品。

☺ × 腌制食品

腌制食品中含有大量的亚硝酸盐、苯并芘等，不利于身体健康。特别是一些过敏体质的孕妇，对于这类食物更应该避免食用，以免对胎儿造成伤害。

☺ × 油炸食品

专家认为，一些反复加热、煮沸、炸制的食品可能含有致癌物。油炸食品都经过高温处理，食物中的维生素和其他营养素都受到较大的破坏，且油炸食品含脂肪较多，难以消化吸收。另外，常吃的油条，在制作时多加入明矾，明矾为含铝化合物，铝可以通过胎盘进入胎儿大脑，使大脑发育障碍，增加胎儿痴呆的发生率。

☺ × 冷饮

冷饮可使胃肠血管突然收缩，胃液分泌减少，消化功能减退，本来消化机能不好的孕妇，可能出现腹泻、腹痛等症状。现代医学证明，胎儿对冷刺激敏感，过量喝冷饮，胎儿会躁动不安。有的饮料还含有色素或添加剂，这些成分对健康无益，对胎儿更有害。

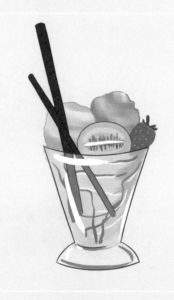

☺ × 热性香料

八角、茴香、花椒、胡椒、桂皮、五香粉等都属于热性香料。这些香料虽然可以增进食欲，但是容易消耗肠道水分，使肠道分泌液减少，造成肠道干燥，引起便秘。所以，备孕女性应尽量少吃为宜。

☺ × 罐头食品

罐头食品中含有化学添加剂，化学添加剂中的成分在女性体内沉积，会影响胎儿的细胞分裂，造成发育障碍，引起流产和早产。

☺ × 污染食品

食物从其原料生产、加工、包装、运输、储存、销售直至食用前的整个过程中，都有可能不同程度地受到农药、重金属、霉菌、毒素以及放射性核素等有害物质的污染，对人类及其后代的健康产生严重危害。因此，孕前夫妇在日常生活中尤其应当重视饮食卫生，防止食物污染。

应尽量选用新鲜天然食品，避免服用含食品添加剂、色素、防腐剂的食品；蔬菜应充分清洗干净，必要时可以浸泡一下；水果应去皮后再食用，以避免农药污染。

在家庭炊具中应尽量使用铁制品或不锈钢制品，避免使用铝制品及彩色搪瓷制品，以防止铝元素、铅元素对人体细胞的伤害。

爱心提示

备孕女性少吃木瓜

木瓜是一种很有效的避孕药。因为木瓜中含有酶——木瓜蛋白酶，可与黄体酮相互作用，从而达到避孕的作用。

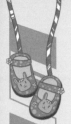

8. 备孕男性要远离的食物

现代社会，当高科技在为人类社会创造前所未有的财富时，也给自然环境带来了污染与破坏，尤其是对食物链的破坏直接危害着人体健康，其中最可怕的是对人类生育力的影响。对于备孕男性来说，保护自己的身体以及保持精子的活力非常重要。所以，吃东西的时候就不能像平时那样随心所欲、大快朵颐了，否则，就会为此付出代价。那么，在饮食上应该避开哪些雷区呢？

☺ × 葵花籽

葵花籽含有抑制睾丸功能的成分，能引起睾丸萎缩，影响正常生育功能，备孕男性不宜多食。

☺ × 大蒜

大蒜有杀灭精子的作用。备

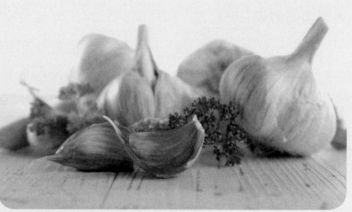

爱心提示

不良情绪也杀精

经常处于烦躁不安、压力过大等不良的精神状态中，会直接影响神经系统和内分泌的功能，使睾丸生精功能紊乱，精液的分泌液成分变化，不利于精子存活，降低了受孕的成功概率。

孕男性如食用过多，对生育不利，故不宜多食。

👶 × 芹菜

芹菜有抑制精子生成的作用，从而使精子数量下降。所以，备孕男性宜少吃。

👶 × 大豆制品

因为大豆中含有的某些化学物质与雌二醇（一种雌性激素）的功能非常接近，因此过多食用大豆制品可能会影响男性生殖能力。孕期或母乳喂养期的妇女进食大豆可能会危及男性婴儿的生殖功能。

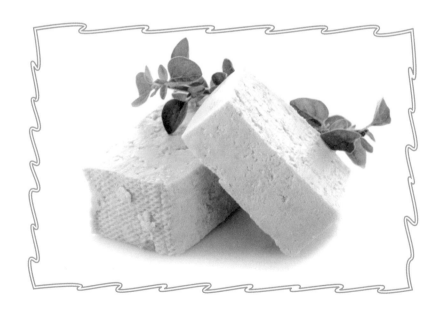

第五章　调节饮食，提前进行营养储备

9. 提高精子活力的食物

为了提高精子活力，备孕男性可以适当吃一些以下食物。

动物内脏

动物内脏中含有较多量的胆固醇，其中，约10%是肾上腺皮质激素和性激素，适当食用这类食物，对增强性功能有一定作用。

黏滑食物

研究表明，精氨酸是精子形成的必需成分，并且能够增强精子的活动能力，对维持男子生殖系统的正常功能有重要作用，质地黏滑的食物多含有精氨酸。富含精氨酸的食物有鳝鱼、海参、墨鱼、章鱼、木松鱼等。

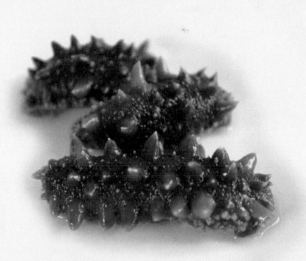

猪肾 即猪的肾，又称猪腰子，性甘味平，具有补肾疗虚、生津止渴的功效，可用于治疗肾虚腰痛、水肿、耳聋等症。

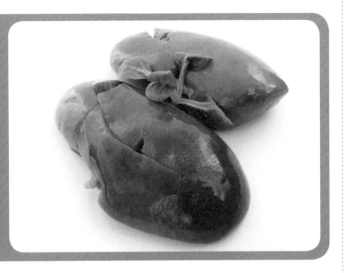

韭菜

韭菜又称起阳草，富含挥发油、硫化物、蛋白质、纤维素等营养素。韭菜温中益脾、壮阳固精，其精纤维可帮助吸烟饮酒者排出体内的毒素。

豆芽

豆芽中所含多种维生素能够消除身体内的致畸物质，并且能促进性激素的生成。

总之，生活中的食物是细胞代谢和机体活动最根本的给养源，只有吃得好，吃得对，才能保持充沛的体力和精力完成受孕，孕育出健康茁壮的宝宝。

爱心提示

增强性功能的鱼贝类食品

增强性功能的鱼贝类食品有黄鳝、泥鳅、鲫鱼、鳜鱼、海贝、黄鱼、甲鱼、乌龟、秋刀鱼、黑鱼、鲤鱼等，其中又以深海鱼效果最佳。

第五章　调节饮食，提前进行营养储备

10. 帮你排出体内毒素的好帮手

日常生活中的某些食物有帮助排出体内毒素的作用。对于备孕夫妻来说，先排毒后怀孕，更有利于优生优育。

鲜果汁

新鲜果汁中所含的生物活性物质能阻止亚硝胺对机体的危害，还能改变血液的酸碱度，有利于防病排毒。

海藻类

海带、紫菜等海藻类食物所含的胶质能促使体内的放射性物质排出体外，从而减少放射性疾病的发生。

海鱼

海鱼富含维生素 E、维生素 C 及胡萝卜素，可以抑制自由基的活性，从而增强人体免疫力；还能软化血管，降低血脂，清洁血液。

畜禽血

猪、鸭、鸡、鹅等畜禽血中的蛋白质被胃液和消化酶分解后，会产生一种具有解毒和滑肠作用的物质，这些物质可与侵入人体的粉尘、有害金属元素发生化学反应，转化为不易被人体吸收的废物，而排出体外。

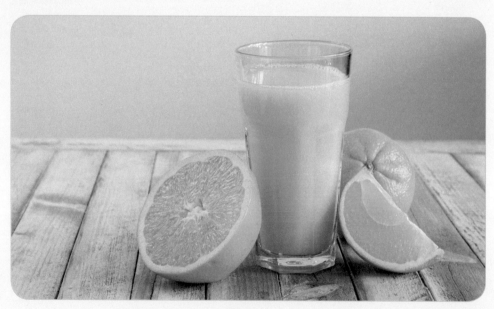

11. 有选择性地吃抗辐射的食物

从预防辐射的角度来说，备孕夫妻除了要尽可能减少与辐射源接触外，还要适当地补充一些抗辐射的食物。哪些食物具有抗辐射的本领呢？

十字花科蔬菜

十字花科蔬菜多富含维生素E和维生素C，具有抗氧化活性，可以减轻电脑辐射导致的过氧化反应，就像给我们的皮肤穿上了一层"防弹衣"一样，从而减少皮肤受到的损害。具有抗辐射能力的十字花科蔬菜有油菜、卷心菜、萝卜等。

红色水果

红色水果富含一种抗氧化的维生素——番茄红素，以番茄中的含量最高。番茄红素是迄今为止所发现的抗氧化能力最强的类胡萝卜素，它的抗氧化能力是维生素E的100倍，具有极强的清除自由基的能力，有抗辐射、预防心脑血管疾病、提高免疫力、延缓衰老等功效。

草莓是红色水果中抗辐射的"明星"之一。每100克草莓中含有50~100毫克维生素C，其含量是葡萄的10倍。草莓中还含

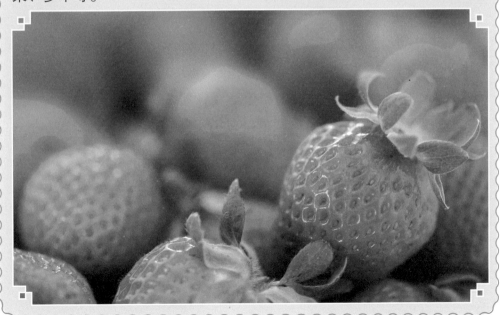

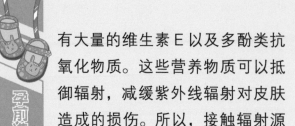

有大量的维生素E以及多酚类抗氧化物质。这些营养物质可以抵御辐射，减缓紫外线辐射对皮肤造成的损伤。所以，接触辐射源的人不妨经常吃草莓。

富含胶原弹性蛋白的食物

胶原弹性蛋白具有黏附作用，它可以黏附体内的辐射物，使之随粪便排出体外。富含胶原弹性蛋白的食物有海带、紫菜、海参、动物的骨髓等。

富含胡萝卜素的食物

胡萝卜素是一种天然的抗氧化剂，能有效保护人体细胞免受损害，从而避免细胞发生癌变。此外，胡萝卜素能提高人体免疫力，延缓细胞和机体衰老，减少疾病的发生。目前，有些国家将胡萝卜素用于化妆品中，发挥其防辐射、保护皮肤和抗衰老的作用。富含胡萝卜素的食物有动物肝脏、鸡肉、蛋黄、西兰花、胡萝卜、菠菜等。

含硒食物

微量元素硒具有抗氧化的作用，它是通过阻断身体过氧化反应而起到抗辐射、延缓衰老的作用。富含硒的食物有芝麻、麦芽、黄芪等。

爱心提示

常喝绿茶防辐射

专家建议，对于生活紧张而忙碌的人群来说，最简单的防辐射办法就是在每天上午喝2~3杯的绿茶。因为茶叶中含有丰富的维生素A原，它被人体吸收后，能迅速转化为维生素A。因此，喝绿茶不但能减轻辐射的危害，还能保护视力。

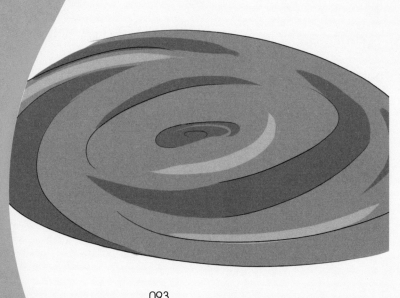

12. 健康喝水有讲究

水在人体中占 70% 左右，只要缺少一点儿，就会对健康产生影响。喝水不能仅仅局限于是否喝足，还有许多讲究。尤其是对于备孕夫妻来说，更应该学会科学地喝水。

不要等到口渴再饮水

口渴了再喝水，犹如田地龟裂后才浇水一样，是缺水的结果而

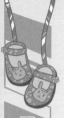

不是开始，是大脑中枢发出补水的救援信号。口渴说明体内水分已经失衡，体内细胞缺水已经到了一定的程度。

不喝被污染的水

被污染的水即使经过高温煮沸，水中的有毒化学物质仍然存在。

不喝没有烧开的自来水

自来水中的氯与水中残留的有机物相互作用，会产生一种叫"三羟基"的致癌物质。所以，自来水一定要充分烧开后再喝。

不喝储存超过 24 小时的开水

储存超过 24 小时的开水随着热水瓶内水温的逐渐下降，水中含氯的有机物会不断地被分解成为有害的亚硝酸盐，对人体的内环境极为不利。

不喝保温杯沏的茶水

茶水中含有大量的鞣酸、茶碱、芳香油和多种维生素等，如果用保温杯沏茶，茶叶长时间浸泡在高温水中，许多营养成分被破坏，降低了茶叶的营养价值。

不喝久沸或反复煮沸的开水

水反复沸腾后，水中的不易挥发物质，如亚硝酸盐和钙、镁等成分因浓缩后含量升高，喝后危害人体健康。

爱心提示

准妈妈怎样喝水

对准妈妈来说，正确的饮水方法应该是每隔 2 小时喝 1 次水。在怀孕早期每天摄入的水量以 1000~1500 毫升为宜，孕晚期则最好控制在 1000 毫升以内。

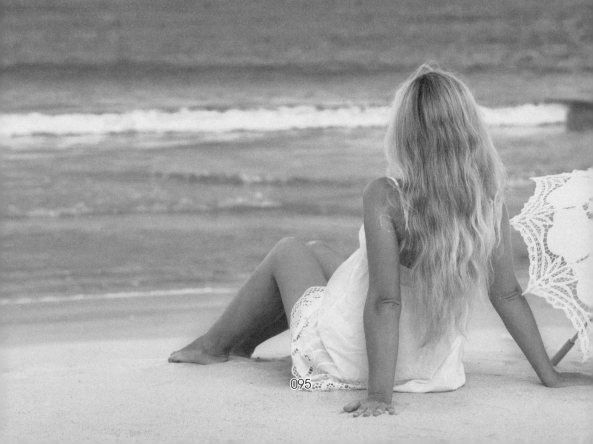

第六章

保重自己，生活细节需重视

　　孕育健康的小生命离不开健康的精子和卵子，健康的精子和卵子来自健康的父母。所以，日常生活中，备孕夫妻重视细节，就是在为迎接健康宝宝打基础。

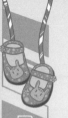

1. 孕前不要住装修不久的新房

据专家介绍，目前室内家装污染物主要有甲醛、苯、甲苯、放射性物质等，这些污染物主要存在于人造板材、胶粘剂、乳胶漆、油漆、大理石、花岗岩、水泥等建筑装饰材料中，挥发后易滞留于室内，危害人体健康，尤其对孕妇及胎儿危害更大。

为了确保安全，装修时一定要选择有环保标志的产品。

装修好的新房一定要及时通风。科学的通风方法是：打开卧室的房门，利用厨房、卫生间的窗户进行通风。这样保持通风三个月至半年后方可入住。

在入住前，最好请卫生防疫部门检测室内有害物质的含量是否超标。

爱心提示

让绿色植物帮助排毒

可以在新居中放置一些盆栽植物来帮助"排毒"。如常青藤、铁树可吸收苯；万年青和雏菊可清除三氯乙烯；吊兰、芦荟、虎尾兰可以吸收甲醛。

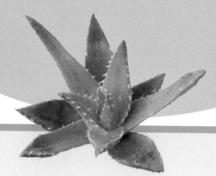

2. 打造良好的居住环境

对于备孕夫妻来说，良好的居住环境非常重要。因为温馨、安静的居所可以改善人的情绪，让人心情放松。前面的章节中我们已经介绍过，良好的心态是孕育健康聪明宝宝的重要因素之一。所以，提前准备一个良好的居住环境有百利而无一害。那么，怎样营造一个舒适的居住环境呢？您不妨尝试从以下方面做一些改变。

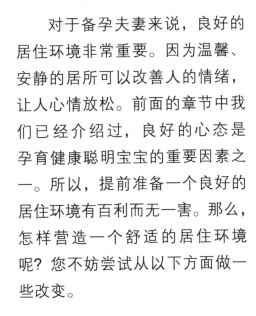

丰富的色彩让居室充满艺术气息

如果觉得房间的布置比较单调，不妨用艺术品加以装饰。如果居室空间小，室内物品多，会使人产生压抑感，不妨用优美宜人的风景画、油画来开阔视野，减轻压抑感。另外，活泼可爱的布娃娃是连接准妈妈与胎儿之间的感情纽带，可以在床头、沙发上摆放几个。还可以用花草让居室充满生机，比如，在阳台上摆放花草，在客厅养鱼，都会给您带来意料之外的惊喜。

宁静的居室最温馨

宁静的空间是每个人都渴望拥有的，对孕妇来说更不可或缺。宁静温馨的居室环境能让人放松心情、稳定情绪，有利于优生。相反，嘈杂的环境不利于人体健康，对孕妇的危害更大。研究表明，孕妇长期处于噪声环境中，容易导致胎儿畸形。如果您住在临街的房子中，就要想办法将噪声阻挡在外。比如，可以将家中的窗户改为双层玻璃，就能大大减少噪声的干扰。另外，居室中也要尽量减少噪声，比如，电视机、音响的音量不要过大。

家中也能享受日光浴

如果住在没有阳光的房间，准妈妈及将来问世的宝宝得不到阳光的照射，对钙的吸收就会受影响（打开窗户接受阳光照射才有效），从而影响孕产妇及孩子的骨骼发育。如果住在阴暗潮湿的房间中，还会增加产妇的产后病，如关节炎等。

居室中的湿度很重要

50%的空气湿度是最适合准妈妈和胎儿的。湿度太低，容易使人口干舌燥，免疫力下降；湿度太高，容易使被褥发潮，造成人体关节酸痛。所以，要保持居室中适宜的湿度。如果你的居室内太干燥，可在暖气上搭湿毛巾，也可在室内洒水，以增加湿度；如果你的居室内太潮湿，可以放置干燥剂或开门通气。

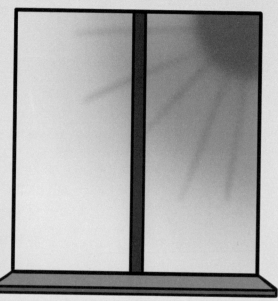

3. 提早清除家中的安全隐患

虽然家是我们每个人最熟悉的场所，但是对于身怀六甲的准妈妈来说，依然存在着一些安全隐患。为此，我们要提前做好预防，以免发生不必要的意外。那么，家中有哪些场所需要我们提前改进呢？

起居室

起居室内的衣物摆放要易于取放。衣柜中衣物的摆放也要做调整，准妈妈的常用衣物要放在方便易拿的地方。为方便准妈妈挂取衣物，挂衣架也应适当放低，尽量减少孕妇登高爬低的机会。

卫生间

对于大多数住在楼房的家庭来说，卫生间与浴室共为一室。女性怀孕以后，身体各组织、系统都会发生一系列变化，汗腺及皮脂腺分泌旺盛，从卫生的角度

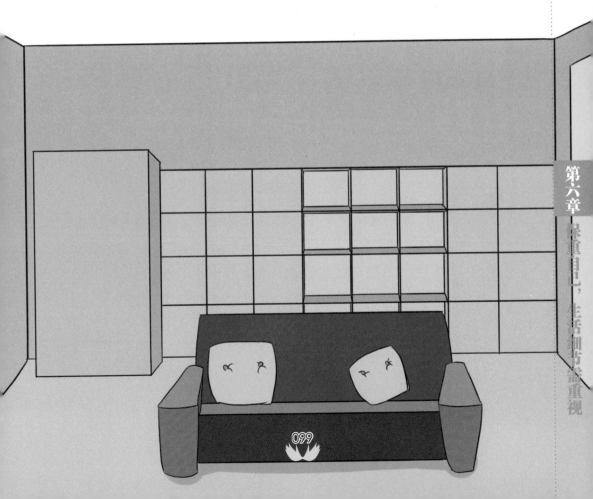

考虑需要经常洗澡。我们提倡孕妇洗淋浴，而不是盆浴。这不光是因为妊娠后女性阴部的自洁功能下降，盆浴时病原体易通过阴道逆行感染，还有一个重要原因，就是孕妇身体笨重，进出澡盆、浴缸不方便，无形中增加了滑倒的概率，而且浴室地方小，东西多，滑倒后很容易使腹部受到撞击，造成严重后果。即使是淋浴，也同样要注意，因为洗澡时地面水多湿滑，孕妇重心不稳，很容易打滑，所以最好铺上防滑垫，以确保安全。

厨房

厨房中的煤气或液化气燃烧后，在空气中会产生多种对人体有害的气体，比如二氧化碳、二氧化硫、二氧化氮、一氧化碳等，加之煎炒食物时产生的油烟，不能提供给孕妇所需的足量新鲜空气，因此必须要保持厨房的空气流通，打开窗户，并使用抽油烟机。如不能很好通风，孕妇应尽量减少长时间在厨房停留。

厨房中家用电器比较多，虽然使用方便，但是由此产生的电磁辐射也是一种不安全因素。比如微波炉工作时会产生很强的电磁波，可能会对胎儿产生影响。因此孕期尽量减少近距离、长时间使用微波炉，尤其在孕早期。

爱心提示

让绿色盆栽点缀空间

在窗台或床头柜上，放置几盆花草，如适合在室内种植的吊兰、仙人掌、蟹爪兰、西洋杜鹃、兰花、龟背竹等，可以让室内生机勃勃，充满春天的气息。

4. 戒烟，没有商量的余地

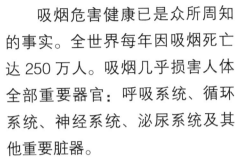

吸烟危害健康已是众所周知的事实。全世界每年因吸烟死亡达 250 万人。吸烟几乎损害人体全部重要器官：呼吸系统、循环系统、神经系统、泌尿系统及其他重要脏器。

对于备孕夫妻来说，吸烟的危害更严重。具体表现在以下几个方面。

丈夫吸烟，不仅对自己身体有害，还会严重影响精子的活力，使畸形精子数量增加。研究表明：父亲每天吸烟 10 支以上者，子女患先天畸形的概率增加 2.1%；每天吸烟 30 支以上者，畸形精子的概率超过 20%。且吸烟时间愈长，畸形精子愈多。

女子吸烟，不仅危害自身健康，孕后还会危及胎儿健康。烟草中的有毒物质尼古丁可使受精卵着床受阻，导致不孕。怀孕后则容易引起流产。烟草中的氰化物影响胎儿的生长发育，容易导致先天性心脏病、唇裂、智力低下等。尼古丁、氰化物、一氧化碳会导致胎儿缺氧和营养不良、发育迟缓。

研究表明，胎儿经母体接触香烟中的尼古丁等化学物质，可严重影响耳蜗的神经细胞，影响内耳将声波向神经元传递，故孕妇吸烟可导致胎儿听力障碍。经跟踪调查，儿童长到6~12岁时，根据母亲孕期吸烟情况将其分别进行听力测试，结果显示：孕妇吸烟越多，儿童听力越差，被动吸烟的儿童结果也一样。

烟雾中一氧化碳与母体红细胞中的血红蛋白结合，影响了血红蛋白与氧的结合，使母体缺氧，进入胎盘的血液含氧量降低，引起胎儿缺氧，严重者可导致流产、早产及死胎等。幸存者发育状况也不好。

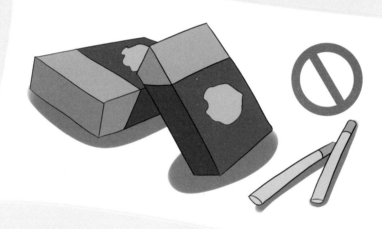

爱心提示

备孕男女提前多久戒烟

备孕男女需要谨记，戒烟越早越好，夫妻双方需戒烟6~12个月后方可受孕。同时，妻子应尽量远离吸烟的人和环境。

5. 喝酒，一定要谨慎

酒的主要成分是乙醇。乙醇可使生殖细胞受到损害。

备孕女性饮酒会对胎儿的大脑造成损伤。医学上将由于孕妇饮酒而给胎儿造成的伤害，称为"胎儿酒精综合征"。其典型的表现是：胎儿体重低，中枢神经系统发育障碍或畸形胎。

备孕男性饮酒影响也非常大。民间有"要杀精，喝酒精"的说法。酒精可导致内分泌紊乱，精液的量和精子数量会因内分泌紊乱而减少，同时，内分泌紊乱还可使精子的活力降低，畸形精子和死精子的比例升高，严重时导致不孕。

酒后受孕，还会造成胎儿宫内发育迟缓，以及出生后全身出现多种畸形，例如心脏构造有缺陷。

为此，凡是想要孩子的夫妇，应对饮酒一事谨慎，多喝不如少喝，少喝不如不喝。

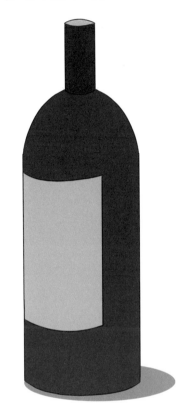

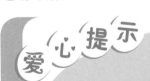

孕前多久不饮酒

一般来说，准备怀孕的夫妻最好在孕前 3 个月左右禁止喝酒。

6. 好睡眠，孕育健康宝宝

睡眠就像空气、阳光、水一样，是人体不可缺少的"营养"。尤其对于备孕夫妻来说，高质量的睡眠尤为重要。如果你的睡眠不好，以下方法也许能帮助你轻松入睡。

营造良好的睡眠环境

相关专家研究发现，人更容易在黑暗的、安静的、舒适的环境中入睡。因此，卧室必须要安静，还要保持黑暗，气温最好为18~20℃。

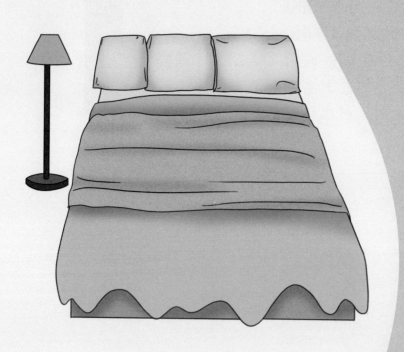

☺ 适当饮食助睡眠

平时适当吃一些有助睡眠的食物，会让您睡得更香。此类食物如香蕉、土豆、全麦面包、燕麦粥、温牛奶等。

☺ 培养健康的睡前习惯

养成睡前放松自己的习惯，如上床前1小时做体操、洗个温水澡、阅读数分钟、听一会儿音乐等。

☺ 别勉强自己入睡

很多人失眠的时候总是强迫自己入睡，其实，睡眠需要一个适应过程，强迫自己入睡只能适得其反。

☺ 睡前不想烦心事

人生在世，烦恼在所难免，如果睡前想这些令人烦恼的事情，只会让你无法入眠。

☺ 别睡回笼觉

不要为了把睡眠补回来而早早上床睡觉或者醒来后赖在床上不起。因为这样做会扰乱你的睡眠规律，导致更大的挫败感。

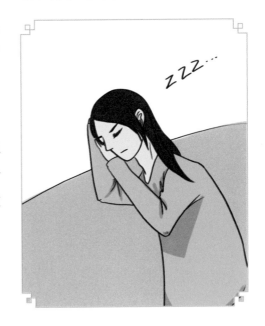

爱 心 提 示

有助于睡眠的好习惯

（1）就寝前用热水泡泡脚。

（2）睡前避免做剧烈的活动。

（3）睡前不妨这样想：忙碌的一天结束了，我现在要好好休息，美美地睡上一觉，迎接明天的到来。

第六章 保重自己，生活细节需重视

7. 请远离你的宠物

猫、狗等宠物身上隐藏着一种肉眼看不见的小原虫——弓形虫，这种小原虫可以通过动物的唾液、痰等传染给人类。

正常人感染弓形虫一般无大碍，且可自愈，但若准妈妈在孕前感染了此病毒，不仅自己无法知晓，还会在怀孕后直接传染给胎儿，引起很多不良后果（如流产、死胎、早产、胎儿畸形等）。所以，准妈妈在孕前6个月就要离开宠物，直至孕期结束。

另外，家中不要养鸟。鸟粪中带有多种病毒，鸟粪被踏碎以后，病毒与病菌便飞扬在空气中，若被人吸入体内，会诱发呼吸道黏膜充血、咳嗽、发烧等症状，严重者还会出现肺炎与休克。

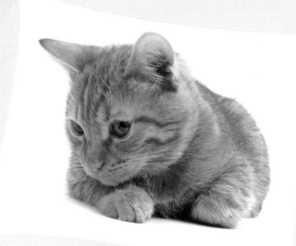

医师 点拨

养过宠物的妇女怎么办

计划怀孕的女性曾经有过接触宠物或饲养宠物的经历，要提早做好孕前体检，通过抽血检查是否有弓形虫等病毒感染。

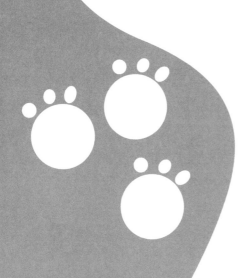

8. 备孕女性应注意的生活细节

为了未来宝宝的健康，备孕女性一定要调整生活方式，改变不良的生活习惯，为怀孕做好全面准备。那么女性在备孕期间要注意哪些事项呢？

忌月经期穿紧身内裤

很多女性在月经期会选择穿紧身内裤，这种做法容易使经血流出不畅，造成经血逆流或出现腰疼、腹痛等症状，甚至导致不孕。

忌睡觉时门窗紧闭

在门窗紧闭的居室中睡眠3小时，室内的二氧化碳含量就会增加3倍以上，细菌、尘埃等有害物质也会成倍增长。因此，睡觉时应保持室内外空气的流通，以便室内二氧化碳及时排出。

避免使用电热毯

寒冷的冬天，许多人睡觉时习惯使用电热毯取暖。对于备孕女性来说，这种做法不可取。因为长期使用电热毯会影响人的生殖功能，如果准妈妈使用电热毯，可导致流产。所以，备孕女性尽

量不要使用电热毯，可以选用其他保暖用品。

谨慎使用清洁用品

研究发现，如果孕妇长期接触清洁用品，她们的孩子患哮喘的概率明显增高。一般来说，家庭中常用的清洁用品主要有空气清新剂、玻璃清洁剂、洗洁精、洗衣粉、地毯清洁剂等。孕妇使用这些清洁用品时，应该十分小心，要严格按照产品的说明书使用，同时，不要让皮肤直接接触这些清洁用品。另外，使用这些清洁用品时，还要注意通风换气。

不使用美白化妆品

美白效果越好的化妆品含铅量越高，如果经常使用美白化妆品，体内积累的铅量增多，孕后必然造成胎儿患各种疾病，如多动症、智力低下、贫血等。所以，备孕女性最好少用这些含铅化妆品。

不化妆

各种化妆品会通过肌肤表层进入体内，如口红、指甲油、染发剂、冷烫剂及各种定型剂等含有的有害物质会积存在体内，孕后危害胎儿健康。

爱心提示

远离毒品

毒品对胎儿有明显的致畸作用，可造成宝宝智力低下，还有可能引发流产、早产。最严重的是婴儿出生后，会出现和吸毒者一样的症状。所以吸毒者在未成功戒毒之前，暂时不要怀孕。

9. 备孕男性应注意的生活细节

对于备孕男性来说，高质量的精子至关重要。要想获得高质量的精子，就一定要注意保持健康的生活习惯。那么，日常生活中男性应该注意哪些生活细节呢？

少洗热水浴

经常洗热水浴可以使精子数量减少。在40℃以上的热水中待半个小时以上就会使男性的精子数量明显减少。另外，蒸桑拿对精子的伤害更大，也应该禁止。

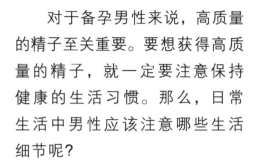

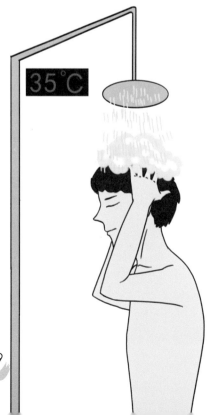

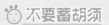
不要蓄胡须

胡须可吸附空气和灰尘中的各种污染物，这些污染物在接吻时会轻而易举地进入女性的呼吸道和消化道中，可引起胎儿畸形。为了胎儿的正常生长发育，丈夫应该在妻子怀孕半年前就把胡须刮掉，妻子怀孕后更要经常刮胡须。

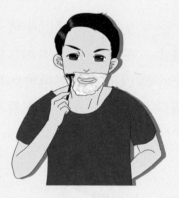

不要穿太紧身的裤子

紧身的裤子会影响男性的生殖本领。所以，备孕男性尽量穿宽松的裤子。

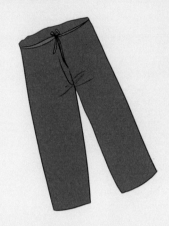

不要使用电热毯

使用电热毯更容易导致阴囊温度升高。所以，备孕男性最好不要使用电热毯。

不要久坐不动

久坐不动，会影响睾丸的散热功能与血液循环，使睾丸局部温度升高，从而影响精子的质量。

爱心提示

男性也要多晒太阳

阳光是人体合成维生素D的必要条件，而维生素D有助于钙和磷的吸收，以便形成健康骨骼。男士体内维生素D含量的多少，与雄性激素成正比。维生素D水平低的男性，健康精子的数量严重低于正常水平。经常晒太阳的男性，精子更具活力，穿透力更强。

10. 孕前应回避的工作

如果长期在接触有害物质的环境中工作，有可能引起生育能力下降，影响胚胎的质量，甚至导致流产及新生儿畸形等问题。因此，怀孕前应尽量远离辐射、化工等接触有毒有害物质的环境。具体来说，接触有害物质的工作主要有以下几种。

放射线领域的工作

放射科医护人员、核能发电站人员、抗癌药物研究人员、电器制造业人员、程控操作人员、

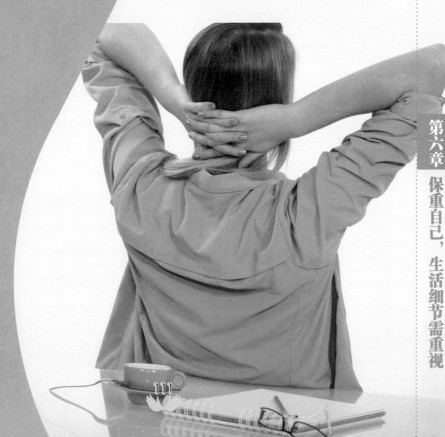

第六章 保重自己，生活细节需重视

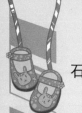

石材加工基地人员等。

以上人员容易受射线的损害，往往母亲未受到任何影响的剂量就能造成胎儿或胚胎的器质性损伤，甚至死亡。

化工领域的工作

化工基地人员、化学实验员、加油站从业者、造纸厂人员、印染厂人员、建材厂人员、皮革生产人员、汽车制造人员等。

一些化学物质被人体吸收后会进入中枢神经系统，抑制造血功能，引起胎儿贫血，最后导致胎儿畸形或流产。

重金属领域的工作

化妆品研究人员、美容师、理发师、电子装配工、印刷业操作员、照明灯生产人员、摄影师以及胶卷制造工作者等。

一些重金属进入人体后会与蛋白质产生反应，让蛋白质失去活性，影响机体的新陈代谢，严重的话还会致癌，而且还会通过胎盘渗透，引起胎儿早产或畸形。

为此，备孕夫妻一定要在孕前6个月暂时离开以上工作环境。

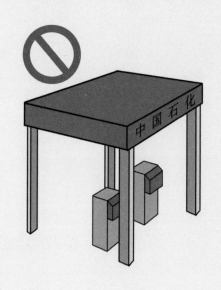

爱心提示

注意生活中的辐射源

很多电器都含有少量的放射线，建议孕前和孕期尽量少接触电脑、电视、手机、吸尘器、微波炉等。尤其是手机，因为手机接通的瞬间释放出的电磁辐射是最大的，所以在接通后的1~2秒内离手机远一点。

11. 孕前用药需谨慎

备孕期间用药不当，会造成许多意想不到的后果，为此，以下几点备孕夫妻需谨记。

孕前多久停止服用避孕药

口服避孕药是否会引起胎儿畸形，目前尚无定论。可以确定的是，口服避孕药的吸收代谢时效长，经肠道进入体内，在肝脏代谢储存。体内残留的避孕药在停药后需经6个月才能完全排出体外。停药后的6个月内，尽管体内药物浓度已不能产生避孕作用，但对胎儿仍有不良影响。

目前认为，在计划怀孕时间以前6个月停止服用避孕药，待体内存留的避孕药完全排出体外后再怀孕。

女性慎用的药物

激素类药物、部分抗生素类药物、止吐药、抗癌药、安眠药等，都会对生殖细胞产生一定程度的影响。通常停药一个月后受孕比较安全，但很多药物影响时间更长，有长期服药史的女性一定要咨询医生，以确定安全受孕时间。

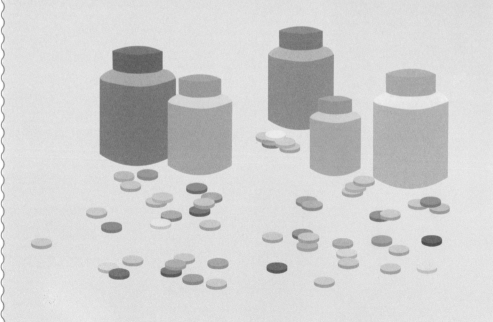

第六章 保重自己，生活细节需重视

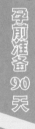

男性慎用的药物

影响男性精子质量的药物有抗组胺药、抗癌药、咖啡因、吗啡、类固醇、利尿药、壮阳药等，这些药物不仅可引起新生儿出生缺陷，还可导致婴儿发育迟缓、行为异常等。精子的成熟周期大约为3个月，所以在孕前3个月禁止服用此类药物。

爱 心 提 示

慎服中药

许多人认为中药性温，补身无害，甚至随便去药房抓药服用。这种认识是片面的，无论是哪种中药，在孕前都不可随便服用，如果一定要服用，可咨询相关医师。

第七章

适量运动，将身体调整到最佳状态

顺利受孕的前提是夫妻双方都拥有健康的身体，所以，合理的孕前运动非常有必要。对于女性来说，宜选择柔韧性和灵活性较强的运动，比如游泳、慢跑、健美操等项目。而男性要避免过分的剧烈运动，以免高温损伤精子的活力，较为适宜的运动项目有跑步、游泳等。需要注意的是，不论选择哪种运动，都应该循序渐进，并且一直坚持下去，这样才能真正地提高身体素质。

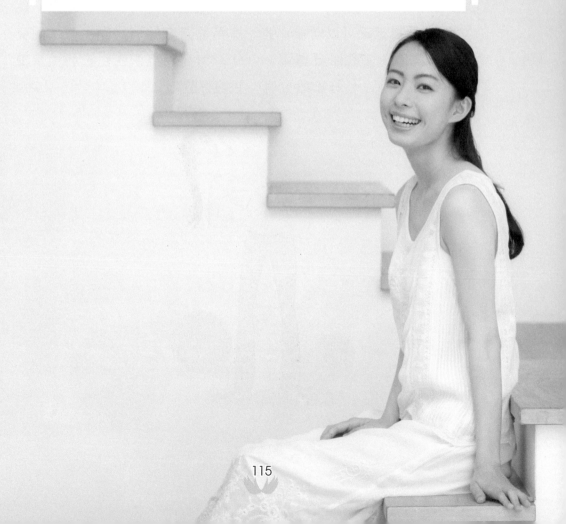

1. 孕前运动的重要性

众所周知，备孕男女进行适量的运动非常重要。具体来说主要体现在以下几个方面。

（1）孕前运动不仅可以使产后身材的恢复事半功倍，还可帮助产妇提高肌肉质量和关节的稳定能力，保护孕妇及胎儿的生命安全，更好地保证孕妇的健康，减少和避免妊娠高血压及糖尿病的发病概率。

（2）孕前运动可以增强心脏功能。孕前运动使心肌更厚实，肌肉纤维更丰满，心脏收缩更有力，每次搏动能输送更多的血液，提高了血液输送氧气和养分的能力。

（3）孕前适当锻炼，可以增强母体体质，促进肌体代谢，提高性机能，以便为受精卵提供优质的卵细胞。

运动过程中，由于神经系统和垂体功能的调节，各类性激素分泌增加，使得卵巢、子宫、乳房等性器官的功能发生一系列变化，为胚胎组织的生长和生育提供良好基础。

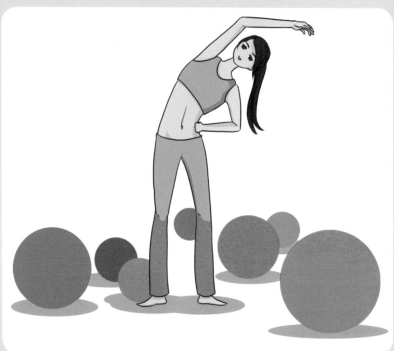

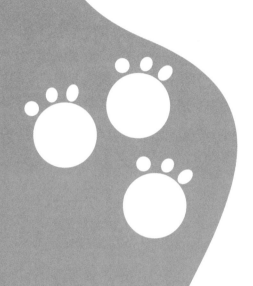

（4）孕前运动可以提高呼吸系统功能。呼吸强度加大、呼吸频率减慢后，人体能承受更大强度的运动和劳动负荷，是准妈妈顺利分娩的保障。

（5）孕前运动也能使肌肉更加丰满有力，关节更加牢固、灵活，骨骼更加坚硬，韧性更强。运动可以加强女性骨盆部的肌肉，有利于顺利分娩。

（6）孕前运动可以预防糖尿病的发生。专家指出，孕前经常参加体育活动，比孕期加强运动更有助于预防妊娠糖尿病的发生。这是因为孕前适当锻炼能够稳定体内激素的分泌，降低了患妊娠糖尿病的危险性。

（7）孕前运动不仅可以促进女性体内激素的合理调配，确保受孕时女性体内激素的平衡与精子顺利着床，避免孕早期发生流产，而且可以促进孕妇体内胎儿的发育和日后宝宝身体的灵活程度。

（8）相比孕中与产后运动，孕前锻炼没有孕中运动的潜在危险性和产后运动的肌体被动性以及低效性，能把母体的各项机能调节到最佳状态，为宝宝提供一个良好的胚胎环境。

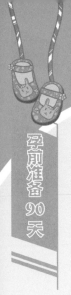

2. 适合备孕女性的运动

一般来说，以下几项运动非常适合备孕女性。

 散步

散步不仅可以增强心肺功能，加速血液循环，还能增加肠胃蠕动，提高消化能力。对于正在备孕的女性来说，可以通过散步来增强身体机能，为怀孕打下良好的基础。散步作为一种运动方式，对孕力的保持和提高非常有益。

散步时要避开车多、人多的地方，最好选择空气比较清新的环境。每天保证 15~20 分钟的散步时间，以不觉得劳累为宜。

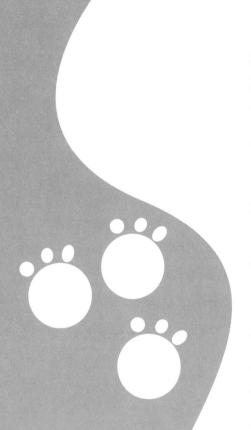

慢跑

对于女性来说，容易坚持的运动方式是最好的，如果每天可以抽出一段时间专门用于运动，那么慢跑这种相对轻松的运动最为适宜。

慢跑强度要大于散步，更能够有效地增加腿部的肌肉耐力。所以，跑步时穿的鞋子很重要，一定是要穿专门跑步的鞋子。因为专门的跑鞋有很好的减震功能，可有效降低腿部关节在慢跑中所要承受的压力。

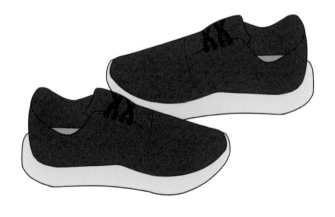

🧘 瑜伽训练

低强度的有氧运动可改善女性肌肉组织的柔韧性和灵活性，有利于自然分娩。比如瑜伽训练。

瑜伽训练的重点在于保持身心的平衡。首先，练习瑜伽可以消除浮躁、紧张的情绪。其次，练习瑜伽可以增强肌肉的张力，增强身体的平衡感，提高整个肌肉组织的柔韧性和灵活度，同时刺激控制荷尔蒙分泌的腺体，加速血液循环。再次，瑜伽还能很

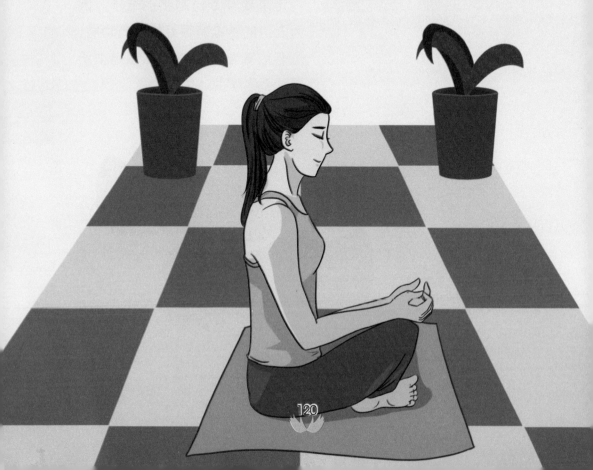

好地控制呼吸。换句话说，练习瑜伽的过程就是对内部器官的按摩过程。所以，瑜伽是一种对女性孕力非常有益的运动方式。

游泳

游泳是一项训练全身协调性的运动，身体的各部分都能得到锻炼。在水中的时候我们的关节很放松，整个人和情绪也都很放松，因此受伤害的概率也会比较小。游泳时水的温度一般低于人体体温，需要花更多的能量维持体温，这就意味着，在同样时间同样强度的运动中，游泳会消耗更多的热量。

游泳是一种对协调性要求很高的运动，而女性在分娩过程中，同样也需要协调身体各部分肌肉的能力，才能顺利生产。因此，游泳时要注意变换几种不同的泳姿，再加上持之以恒，就能最大限度地增强身体的协调性。

跳绳

跳绳适合于任何人，并且不受季节和场地的限制，是受大家喜欢的运动。跳绳和任何运动一样，要循序渐进。开始时，1分钟在原地跳，跳完1分钟，可以做些放松运动，休息1分钟，再跳2分钟。3天后即可跳5分钟，1个月后可持续跳10分钟。跳绳要注意速度，开始时速度可稍慢，每分钟100次左右，以后逐渐加快到每分钟120次左右。

爱 心 提 示

大龄女性运动需注意

大龄女性孕前运动的时间每天应不少于30分钟，最好在上午10时或下午3时进行。在运动时可放音乐，让单调、乏味的肢体运动更生动活泼，提高运动的趣味性。

3. 适合备孕男性的运动

男人要提高精子质量有许多种方法，运动是一个不错的选择。运动除了可以帮助男人提高精子质量，还可以让男人的身体更健康、更强壮。

据报道，男性经常锻炼可以提高精子的游动速度，使精子活力更强，质量更高。

一般来说，适合备孕男性的运动项目有跑步、篮球、游泳、俯卧撑、哑铃、单双杠运动等。这些运动可锻炼男性肌肉、臂力、腰、背部，也能提高男性"性趣"，有利于产生健康、有活力的精子，为好"孕"创造优越条件。

不管选择何种锻炼形式，都应循序渐进，并坚持不懈。由于机体的变化是缓慢的，只有不断地锻炼，才能使身体素质得到提高，机体的防御能力得以增强。

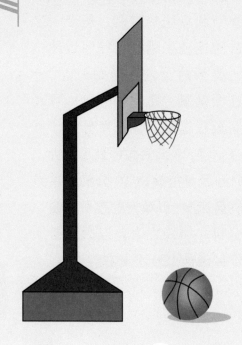

爱心提示

运动量需恰到好处

缺乏运动会导致体质下降，从而降低精子质量，进而影响受孕成功率和受孕质量。不过，若运动过量同样也会影响精子质量。计划要小宝宝之前，最好保证你的运动量恰到好处。

4. 孕前运动的注意事项

为了增强体质，孕前运动需要科学安排，并逐步养成好的习惯。

运动前要热身

运动前，最好做肢体伸展运动，为有氧代谢运动做准备。

运动前不要吃得过饱

运动前 1~2 小时吃饭较为适合。食物在胃里需要停留相当长的时间才能被消化吸收，如果运动前吃得过饱，胃肠膨胀，膈肌运动受阻，腹式呼吸不畅，会影响健康。

运动前应少食易产生气体的食物，如豆类、薯类、萝卜、鱼肉等，因为肠胃运动缓慢，气体不易排出，会造成气体淤积，运动时易产生腹痛。

运动的时间

每次运动的时间最好定为 30~60 分钟。国外研究显示，昼夜间人体机能状态是不断变化的。每天 8~12 时和 14~17 时是速度、力量和耐力处于相对最佳状态的

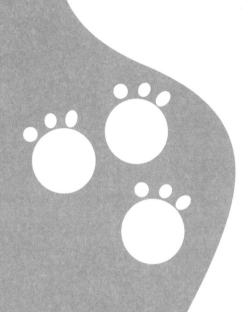

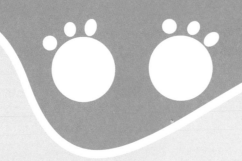

时段，若在此时间段内运动将会收到较好的效果；而每天3~5时和12~14时则是人体机能相对低速状态的时段，如果在此段时间里运动易出现疲劳，且易发生运动性损伤。

运动后不要立即洗澡

运动时，血液多停留在四肢及皮肤中，运动后血液尚未回流调整好，此时如果马上洗澡，会导致血液进一步集中到四肢及皮肤，易造成大脑、心脏供血不足，并会产生不适症状。

运动后不要立即吃饭

运动时，胃肠供血减少，运动后立即吃饭，会影响胃肠消化功能，长期如此会引发疾病。冬季运动后，不要吃过烫食物，以免刺激食管、胃肠后，引发便血等。

运动后不要马上吃冷饮

运动后如果马上吃冷饮容易造成肠胃功能紊乱，出现痉挛，引起胃肠绞痛。

运动后不要大量喝水

夏天运动出汗多，易渴，如果这时大量喝水，会给消化系统和血液循环系统以及心脏增加沉重负担。大量喝水还会引起体内盐分流失，从而导致抽筋、痉挛等现象。正确的做法是，运动后稍事休息，再适量喝点淡盐水。

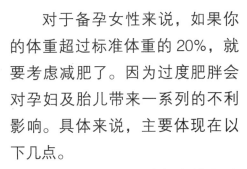

5. 肥胖女性做好运动减肥的准备

对于备孕女性来说，如果你的体重超过标准体重的 20%，就要考虑减肥了。因为过度肥胖会对孕妇及胎儿带来一系列的不利影响。具体来说，主要体现在以下几点。

过度肥胖容易引发女性内分泌失调、月经紊乱，这意味着女性排卵容易出现异常。医生指出，过度肥胖女性排卵异常概率更高，不仅卵子数量减少，还可导致卵子发育缓慢，不易着床等。

过度肥胖还有可能导致女性雌激素水平降低，雄激素水平升高，增加了不孕的可能。

过度肥胖更易出现胰岛素抵抗和高胰岛素血症，即肝脏、肌肉等组织对胰岛素的反应不敏感。因此，身体处于自我保护状态，胰腺会制造更多的胰岛素来补偿。然而，与肝脏相反的是，卵巢对胰岛素的反应异常敏感，高胰岛素血症会刺激卵巢分泌过多的男性激素，从而影响排卵，导致不孕。

所以，如果过度肥胖的你正在准备怀孕，就要考虑给自己设

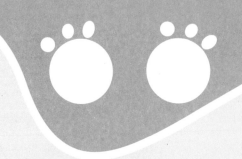

计一个有针对性的减肥方案了。显然，运动是减肥成功的重要手段之一。你可以请相关专家帮你制订一个适合你的运动计划。等到体重达到一定标准后再怀孕。当然，以下几种适于减肥的运动项目你也可以试试。

爬楼梯

爬楼梯可以燃烧大量的脂肪，尤其是对于臀部和大腿部的脂肪燃烧更为明显，对锻炼全身筋骨是很有好处的。

反向行走

反向行走何以能减肥？人体的结构原本只适应向前走，若反向行走，将付出更大、更多的体能，消耗更多的能量，可以达到减肥的效果。

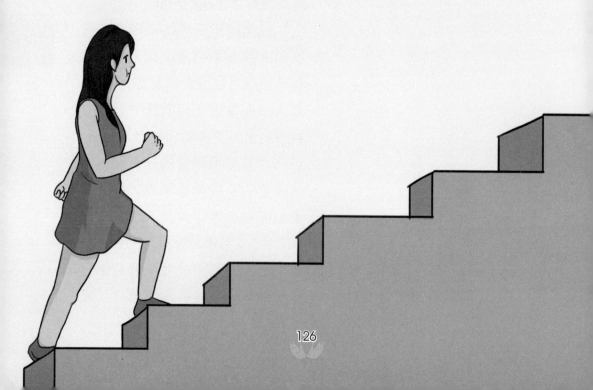

压腿

把你的腿架在和腿等高或者稍微高一点的沙发、柜子上，或者把腿放平，有意地把脚指头往自己的方向翘起来，每天压腿15分钟，可以减少腿部脂肪。

骑自行车

骑自行车40分钟之后可以有效地消耗体内脂肪，特别是大腿和小腿处。

青蛙跳

双手抱头或者把手放在背后做青蛙跳，这个运动消耗的能量很大，不但减肥效果很好，还能锻炼全身肌肉。想减肥，不妨经常做蛙跳，刚开始要跳得慢一点，以防肌肉酸痛。

跳绳

这项运动在家中或者小区内就可以做，也可以去公园做。要循序渐进地练习，跳绳的速度和时间应根据个人情况来定。一开始每次运动5~10分钟即可，然后逐渐延长时间。跳绳可减少臀部和大腿部的多余脂肪。

需要注意的是，减肥要循序渐进，不可急于求成。研究显示，一年内体重下降超过10%，可能导致月经紊乱，这就得不偿失了。

爱心提示

女人太瘦也不易怀孕

太瘦的人雌激素水平容易低下，不容易受孕。这是因为瘦女人的卵巢难以分泌出正常水平的雌激素，而引发月经紊乱甚至闭经。有数据表明，有6%的不孕症患者病因是体重过轻。此外，太瘦的女性容易营养不良，子宫内膜就像一片贫瘠的土壤，受精卵很难着床。

6. 上班族备孕女性宜做的保健操

女性上班时长期坐着不动，容易引起妇科疾病，如何才能有效预防这些疾病的发生？以下几个保健操可以为女性的健康保驾护航。

轻拍小腹

自然站立，呼吸自然，全身放松，然后双手交替拍打下腹部（用力要以舒适为度），拍打一次为一个节拍，共做四个八拍。

摩腹

自然站立，呼吸自然，全身放松，然后双手扶着下腹部两侧向耻骨处摩擦，摩擦一次为一个节拍，共做四个八拍。

轻揉脐腹

自然站立、平坐或者仰卧均可，呼吸自然，全身放松，双手掌心向内相叠放置于脐腹部，然后按顺时针方向轻揉脐腹部，轻揉一圈为一拍，揉两个八拍后，再逆时针方向轻揉两个八拍。

侧向扭胯

自然站立，呼吸自然，全身放松，然后双手扶着胯部两侧，使胯部由左向右再向左这样做左右扭动，扭动一次为一拍，共做四个八拍。

横向转胯

自然站立，呼吸自然，全身放松，然后双手扶着胯部两侧，使胯部由左向前、向右、向后、向左这样做横向圆形转动，转动一圈为一拍，共做两个八拍；然后使胯部向反方向做横向圆形转动，也做两个八拍。

腹式呼吸

自然站立、平坐或者仰卧均可，呼吸自然，全身放松，然后做腹式呼吸：吸气时小腹稍微向内收，同时阴部和肛门也稍向内缩紧；呼气时小腹稍微向外鼓，同时阴部和肛门也稍向外鼓。如此一次呼吸为一个节拍，共做四个八拍。

臀部按压

坐在椅子上，将手放在骨盆两侧，帮助臀部用力向下压坐垫，同时用后背挤压椅背，重复三次，然后将臀部向左右移动，重复三次。

圆周运动

起立，做一些更大幅度的运动。比如弯曲双腿让膝盖做圆周运动。然后，臀部也以同样的方式做圆周运动，顺时针和逆时针分别做三次。

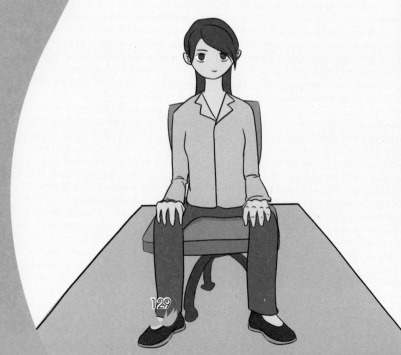

月经期间适当运动能调节身体，但如果运动不当，则会给身体带来伤害。女性月经期间运动应该注意以下几点。

（1）避免参与各种水中运动，比如跳水、游泳和水球等运动，也不宜洗冷水澡及用冷水洗脚部。

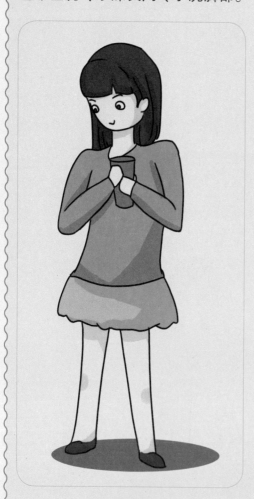

（2）缩短锻炼的时间，放慢速度，减少运动量，达到放松肌肉的目的即可。

（3）避免竞争激烈的比赛，以免因高度的精神紧张而导致内分泌功能紊乱，出现月经失调。

（4）宜参加一些平时经常练习的运动项目，如慢跑、体操、乒乓球、投篮等运动。

（5）避免参加剧烈运动，比如跳高、跳远、百米赛跑和踢足球等运动，也不宜进行俯卧撑、哑铃等增加腹压的力量性锻炼，以免经期流血过多或子宫位置改变。

（6）平时运动不规律的人不要在生理期突然运动或猛然加大运动量。此时，最好是维持原有的运动习惯，并在此基础上减小运动强度，缩短运动时间。而在生理期刚刚过后，不要马上恢复以往的运动量，要进行一些缓冲的恢复性运动，可以根据个人体质将运动时间控制在 10~30 分钟以内。

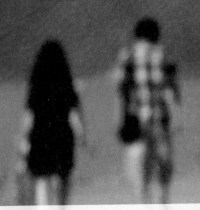

第八章

健康受孕，把握时机更轻松

　　任何一对夫妻都想生个既聪明又健壮的孩子，除了日常对身体的锻炼和健康的维护外，科学研究表明，选好受孕时机也非常重要。良好的受孕时机是指经过全面的检查和准备之后，夫妻双方健康，生殖系统、全身大器官没有妨碍生育的疾病，或者这些疾病已经治疗到最佳状态，然后经过精心的精子、卵子的优化，培育出良好的种子以后，在恰当的时间，把握住排卵的良好时机，经过和谐的两性，实现精卵的结合。

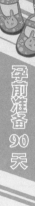

1. 算准排卵日最重要

卵子从卵巢排出后，其存活时间为1~2天，受精能力最强的时间在排卵后24小时内。所以，距离排卵日时间越接近的时间段同房，受孕的概率越大。为此，算准排卵日很重要。

通常情况下，对于月经周期较为准确的女性来说，可以通过月经来潮时间确定排卵日期。排卵日期一般是以下次月经来潮前的14天开始计算，从下次月经来潮的第1天算起，倒数14天或减去14天就是你的排卵日，排卵日及其前5天和后4天加在一起称为排卵期。

例如，月经周期为28天，本

月经周期为28天的排卵期计算法

			月经来潮第一天				
		1	2	3	4	5	6
				排卵期	排卵期	排卵期	排卵期
7	8	9	10	11	12	13	14
排卵期	排卵日	排卵期	排卵期	排卵期	排卵期		
15	16	17	18	19	20	21	22
							下次月经来潮
23	24	25	26	27	28	29	30
31							

次月经来潮的第1天在8月2日，那么下次月经来潮是在8月30日（8月2日加28天），再从8月30日减去14天，则8月16日就是排卵日。排卵日及其前5天和后4天，也就是8月11日至20日为排卵期。

当然，通过这种方法计算出的排卵日及排卵期仅为估算值，那么，如何准确地找到排卵日，增加受孕的概率呢？

🌀基础体温测量法

计算排卵日的最简便方法是连续测定3个月以上的"基础体温"。基础体温又称"静息体温"，指人经6~8小时睡眠醒来后，在尚未起床、进食、谈话前测定的体温。

健康成熟的女性每月排卵会有一定的周期，体温会微妙地变化。

这一变化规律表现为：从月经的开始日期算起，本次月经开始到月经结束以及接下来的几天共约2周内会持续低温。然后就进入高温期，从低温期进入高温期之前，有一天的体温比以往低温期的体温下降得更多，这一天就是排卵日。

从温差这个角度观察时，从月经中到月经后2周内，体温会在0.1℃的范围内变动。而在低温期结束当天的早上，会出现比前一天低0.3℃~0.5℃的体温，这时就是排卵日了。

这一规律以一定的周期重复出现。所以，连续测量3个月的基础体温，并且记录在体温表上，就可以找到自己的排卵日。

要想准确地推算排卵日，正确地测量基础体温非常重要，所以在测量基础体温时要注意以下几点。

（1）家用体温计的最小刻度为0.1℃，所以，靠这种体温计当然无法准确测得体温的细微变化。因此，必须使用前端为圆形的特殊体温计——"妇女体温计"，它的最小刻度为0.05℃，即使很细微的体温变化也能测出。

（2）测量基础体温的原则是，早上清醒时，在身体还没有活动的状态下立刻测量。因此，最好醒后不要有找寻体温计之类的行为，因为仅是用手摸索都会使体温产生变化。所以，最好晚上睡觉前将体温计放在枕边，以免除第二天到处寻找的麻烦。

（3）身体尽可能不要活动，将体温计慢慢地放入口中，体温计一定要放在舌下。在这种状态下静静地呼吸，测量5分钟，如果是电子体温计则测量1分钟。从口中取出后立即将体温填写在基础体温表上。

（4）基础体温至少要连续测量3个月以上，在这段时间尽可能维持规律的就寝时间和起床时间。此外，睡眠时间一定要达到6小时以上。原则上清醒后就立刻测量。

检查宫颈黏液黏度法

在排卵期，子宫颈管分泌的黏液增多。当精子通过阴道进入子宫颈管后，在子宫颈管黏液的帮助下，能够顺利到达子宫。如果子宫颈管黏液分泌太少，精子则很难进入子宫。也就是说，只有在排卵期，子宫颈管才会分泌大量黏液，以利于精子的进入。我们可以利用子宫的这一生理特性估算排卵日，即通过判断检查分泌物的黏度估算排卵日。当然，为了准确测量排卵日，可以结合

基础体温表，在体温下降时测试。

测量宫颈黏液黏度的具体方法如下。

（1）将手清洗干净，双腿轻轻张开，放松腹部的肌肉，放松下半身的力量。进行自由的呼吸，右手食指和中指伸入阴道中。

（2）用指尖摸索阴道深处，碰到硬而突出的部分，这就是子宫颈管的位置。在排卵期这里会充满黏液，用指尖取出黏液。

（3）将取出的黏液用拇指和食指捏住，然后轻轻张开手指，观察分泌物能伸展的长度。如果能拉很长，比如拇指和食指完全张开（大约15厘米）也不断，说明目前可能是排卵前，甚至几小时后就有可能排卵。

但是，这个测试具有个体差异，所以不能用某个数字来判断"伸长到几厘米时就是排卵日"。最好结合基础体温表，在接近排卵日时进行测试。

如果自己对这个测试结果拿不定主意，最好请教医生。指导医生进行这个测试时，会利用注射器吸取黏液，然后测试它的黏度、浑浊度、酸性度等，最后将

测得的各种结果综合起来判断。

有经验的产科医生只要一看基础体温表或是进行宫颈黏液的黏度测试，就可以正确地判定排卵日。

中期痛判断法

在两次月经中间，有些女性会感觉下腹部疼痛，这就是"中期痛"。中期痛作为排卵的信号之一引起了人们的广泛关注。

不过，并不是每个女性在排卵时都能感觉到中期痛。中期痛通常在排卵2~3小时前出现，但是敏感的人在排卵的前一天就能够感受到。中期痛的特征是，在排卵时疼痛会增强。疼痛的巅峰持续30分钟到3小时，24小时后，疼痛才能完全停止。

疼痛的部位大部分在右下腹部，部分女性左右下腹部交互疼痛，或是耻骨上方附近疼痛。

如果将中期痛与基础体温法综合比较，就可以更准确地知道排卵日。

超声波检查法

超声波检查法就是使用超声波观察卵巢的大小、测定卵泡的大小，推定排卵日期。卵泡一般情况下直径为2~3毫米，接近排卵日时会逐渐增大，在排卵日的前2天直径约1.8厘米，排卵当天会增大到2厘米。观察日如果正好是排卵日，有时甚至可以在超声波上看到卵泡破裂。

当然，随着科技的发展，许多用于测试排卵日的工具不断涌现，使得女性测量排卵日的方法更为快捷和方便。以下几种工具常为女性所使用。

（1）排卵试纸：通用名称是促黄体生成素检测试纸，是用于定性检测人尿液中黄体生成素（LH），从而确定排卵时间。

排卵试纸使用方法：第一步，

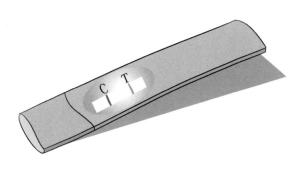

用洁净、干燥的容器收集尿液，不可使用晨尿，收集尿液的最佳时间是早10点至晚8点，尽量采用每一天同一时刻的尿样，收集尿液前2小时应减少水分摄入，因为稀释了的尿液样本会妨碍LH峰值的检测。第二步，将试纸有箭头标志线的一端浸入尿液中，约三秒钟后取出平放，10~20分钟后观察结果，结果以30分钟内阅读为准。需要注意的是，试纸插入尿液深度不可超过MAX标志线。

检测结果说明：试纸上出现两条紫红色线，下端线（检测线）比上端线（对照线）颜色浅，表示尿液中LH尚未出现高峰值，必须持续每天测试；当试纸上出现两条紫红色线，上端线（对照线）和下端线（检测线）颜色基本相同，或下端线（检测线）比上端线（对照线）颜色还要深，表示将在24～48小时内排卵；当试纸上只出现一条紫红色线（对照线）于试条上端，表示无排卵。

（2）电脑手表：这种电脑手表戴在手上，可以感应女性月经后的生物电变化。当排卵时，手表中的微电脑就发出信号，警告戴表人注意避孕或受孕。

（3）末梢血流量测量仪：人体四肢的血液供给受体内雌激素水平变化的影响。通常，女性的手指在排卵时血流量一般会减少，因此手变得较冷。末梢血流量测量仪的光电探测器，可以帮助女性探知这一微妙的变化。

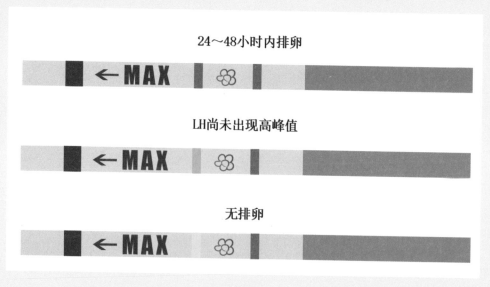

2. 不要错过最佳生育年龄

从优生优育的角度来说，选择最佳年龄生育是非常必要的。对于生育年龄，女性和男性有着不同的要求。

生理学家认为，23~28 岁之间是女性最佳生育年龄段。这一时期女性身体发育完全成熟，卵子质量高，若怀胎生育，女性并发症少，分娩危险小，胎儿生长发育好，早产、畸形儿和痴呆儿的发生率最低。

女性的生殖器官在青春期就基本发育成熟，理论上认为可以怀孕。但是 20 岁以前身体各部分仍处于发育时期，此时女性的精力、记忆力、时间等各方面都处于学习知识的最佳阶段。如果过早怀孕的话，胎儿与发育中的母亲争夺营养，对母亲健康和胎儿发育都不好，也会影响女性的身体、工作和学习等。从医学角度来说，早育生产的婴儿患先天性畸形的比率较高。

过晚生育也存在许多弊端。医学理论认为，超过 34 岁的孕妇就是"高龄"孕妇。中国女性围

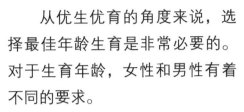

绝经期在45~55岁之间，卵细胞的老化是不可逆的。通常，女性年龄愈大，卵子愈老化，卵子的质量当然就愈不好，易造成胎儿染色体异常。为此，女性最好不超过30岁生育。

男性最佳生育年龄段为25~35岁。男性在此年龄段的身体达到了顶峰，肝脾肾的功能达到了顶点，其精子生命力最为旺盛，所以最宜生育。

除此之外，智力的遗传大多来自父亲，尤其30岁以上的父亲不仅智力成熟，且生活经验较丰富，能够懂得和接受胎教知识，特别是会关切、爱护妻子，从而使胎儿生长发育良好。

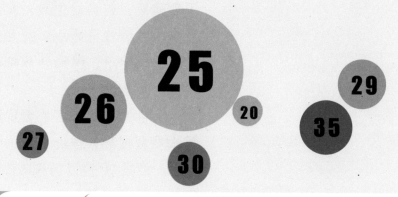

爱心提示

高龄产妇生育风险大

（1）高龄产妇产道比较硬，子宫收缩力和阴道伸张力也较差，分娩时间延长，容易发生大出血和难产。

（2）高龄产妇可能还要面对高血压、糖尿病等妊娠并发症，不仅影响胎儿的正常发育，还会给孕妇带来生命危险。

（3）高龄产妇的卵子受环境污染的概率升高，容易发生卵子染色休异常，生下畸形儿。

（4）高龄产妇患乳腺癌的概率大大增加。

3. 把握好最佳受孕季节

良好的受孕时机包含很多内容。受孕季节这一因素虽然也可以列为受孕时机之列，但是，它绝不是主要的因素。一般来说，在一年中的哪个季节受孕都是可以的，没有硬性规定，因为把握精卵优化是优生的重点。当然，如果我们能做到兼顾是最好的了。

受孕之所以要考虑季节因素，主要因为孕早期的前12周，是胚胎组织分化的敏感时期，容易受到来自呼吸道疾病的影响。因为人类流行疾病对优生影响最大的是秋冬季节和冬春季节的呼吸道疾病。

我国长江以北地区6、7、8月是最安全的怀孕时间，怀孕3个月后，呼吸道疾病才开始流行，而那个时候，胎儿已经度过胚胎发育的敏感时期进入胎儿期了。这个季节，瓜果品种多，得到的维生素、微量元素会比较多，恰恰符合了孕早期营养不要多而要全的原则；这几个月怀孕，第二年的3、4、5月份分娩，等到宝宝满月以后，抵抗力强了，酷暑才到来；等到宝宝快1周岁学走路的时候，正是衣服穿得越来越少的时候，孩子走路会进步得更快，自信心会受到正面促动。

另外，6~8月份怀孕，在整

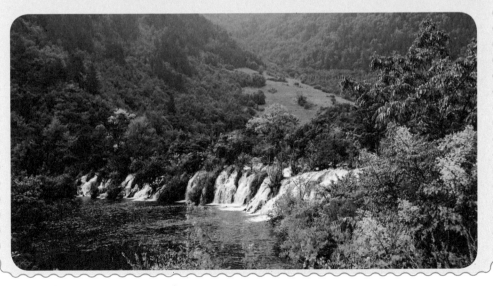

第八章　健康受孕，把握时机更轻松

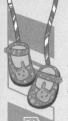

个妊娠过程中良好的光照条件能促进机体对钙、磷的吸收，有利于胎儿骨骼的生长和发育。另外，太阳光照射到皮肤上，能促进人体的血液循环，还能杀菌消毒，对孕妇的身体健康也大有益处。

我国长江以南地区春天来得早、冬天来得晚，甚至没有真正意义上的冬天，因此，南方的优生季节通常是7、8、9三个月最好。

但是，这一受孕季节往往比较热，稍有不慎就会影响到精子的质量，因此，进入怀孕倒计时的男性，要注意不穿紧身内衣、不穿紧身牛仔裤等。阴囊是最佳的天然空调器，只要内衣、裤宽大和透气，一般就不会出现问题。

当然，任何事情都没有绝对性，由于我国幅员辽阔，南北温差较大，还要根据当地的具体情况认真分析，以便选择理想的怀孕和分娩季节。

爱心提示

不宜受孕的季节

冬末春初不宜受孕。我国是一个季风明显的国家，冬季以西北风或东北风为主，天气寒冷而干燥，降雨量少。室外风沙大，灰尘多，室内门窗紧闭，新鲜空气少。恶劣的气候会导致风疹、流感、腮腺炎等疾病流行。如果选择冬末春初受孕，不仅孕妇易感染病毒而致胚胎畸变，而且怀孕3~4个月时正值盛夏，此时胎儿生长发育加快，需从母体内摄取更多的营养物质，而孕妇受高温影响进食减少，加上出汗多使体内排泄量加大，内、外环境及营养因素均不利于胎儿发育。

4. 走出受孕的误区

每个父母都想生个健康、聪明的宝贝，但在受孕时若不加小心，也许会走入误区，那么我们怎样避开这些误区呢？

☺ × 等待高潮

有这样一个说法，在夫妻做爱时，两人同时达到高潮，女方子宫会强烈收缩，可以帮助更多精子通过宫颈口。于是，真有一些夫妻为一同达到高潮而等待。这种说法并没有科学依据，但有一点可以达成共识，做爱是一个享受的过程，这样刻意制造的"一起到高潮"反而降低了性趣。

☺ × 集中性爱

一旦夫妻间的情趣变成了"为生孩子而做爱"，最直接的表现就是排卵期做爱次数增加。排卵期同房是正常的，但频率太高必然会影响做爱质量。可以说，受孕成功与否，跟做爱次数没有关系，跟做爱质量有关，难以保证质量的性生活，对受孕和优生都是没有好处的。

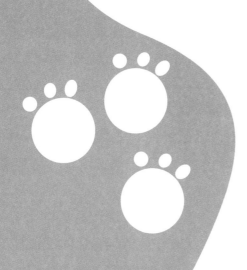

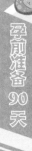

× 二次性爱

有的夫妻为了达到受孕的目的，在刚刚性爱之后，马上进行第二次。这种做法不可取。一般来说，正常健康青壮年男性，每天约能产生2亿个精子，精子生成后，要在附睾里停留一些日子，才能逐步成熟起来。频频性交，使精子数量不足，并且在附睾处无停留时间，精子的质量就大为下降。男人射精时间间隔最好是3天，正好是精子在精囊成熟的周期，这种时间间隔释放的精子质量较好。

总之，同房前最好放下你所有的压力，别总想着"一定要怀上"，最好心无旁骛。如果你内心有各种纠结、不安、焦灼等情绪，反而更不容易受孕。

爱心提示

取下避孕环后多长时间可受孕

如果女性体内放置过避孕环，取环后短时间内（无论放环时间长短）不可受孕，因为作为异物的避孕环或多或少地对子宫内膜等组织有一定的影响。故取环后，为使子宫内膜有一个恢复期，应等来过两三次正常月经后再受孕。

5. 备孕夫妻关注的几个受孕问题

备孕夫妻虽然经常看一些有关孕育的书籍，但依然对许多问题不甚明了，这里选取备孕夫妻时常有疑问的几个问题，逐一进行解答。

同房姿势与受孕有关吗

如今还没有什么证据表明同房时采用某种姿势会对受孕有所帮助。但有一点可以确定，精子根本无须重力作用的帮助就能快速前行，而且如果条件适宜的话，最强健的精子只需2分钟就能穿过子宫颈到达子宫。所以，夫妻同房时千万不要被怀孕的各种奇怪念头所困扰，只有全身心地投入性爱中，受孕才会水到渠成。

月经周期的长短对怀孕有影响吗

月经周期的长短对怀孕没有影响，除非你的月经周期没有规律，这样会给预测排卵期造成一定难度。大多数女性的月经周期在一生中会发生变化，随着年龄的增长，周期会变长或缩短。只要你能确定每月排卵的日期，并且在排卵日前后受孕，就不会给

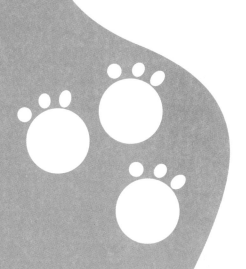

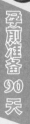

怀孕造成任何不良影响。

有流产史的女性对怀孕有影响吗

流产导致的生育问题一般是由于输卵管感染引起堵塞、结疤所致。输卵管堵塞会造成排卵期期间排出的卵子无法进入子宫。你有必要让医生了解整个病史，从而决定是否进行全面的检查。

停止避孕多长时间不孕应该寻求医生的帮助

停止避孕多长时间不孕，要寻找医生的帮助？这个问题很大程度上取决于夫妻双方的年龄以及个人情况。如果夫妻二人不满35岁而且没有影响受孕的疾病，在尝试同房一年之后仍然没有怀孕再考虑去看医生。然而，如果妻子的年龄超过35岁，那看医生的时间应该早一些，因为女性受孕的概率在35岁以后会下降。

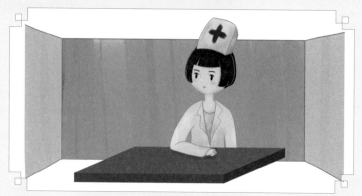

医师 点拨

性生活过频容易导致免疫性不孕

对于能够产生特异性免疫反应的女性，如果频繁地接触丈夫的精液，容易激发体内产生抗精子抗体，使精子黏附堆积或行动受阻，导致不能和卵子结合。因此，性生活过频而没有怀孕的夫妻，最好暂时停止一段时间，或使用避孕套3~6个月。如果想要宝宝，夫妻的性生活以每周1~2次为宜，在女性排卵期前后可以适当增加次数。

6. 避开"黑色"受孕时间

所谓"黑色"受孕时间，是指精子和卵子在人体不良的生理状态下或不良的自然环境下相遇，形成受精卵。这样的受精卵容易受到各种干扰，质量受到影响。

× 在人体生理节律低潮时间受孕

科学研究表明，每个人从出生一直到生命终止，身体内一直存在着体力、情绪及智力三方面的周期性变化，这种周期性的变化称为人体生理节律。

其中人的体力变化以23天为周期，人的情绪变化以28天为周期，人的智力变化以33天为周期，并且每一个节律都可以分为高潮期、临界日、低潮期。

人体处于生理节律低潮期或临界日时，身体易疲倦、情绪不稳定、做事效率低、注意力难以集中、判断力下降等。同时，身体抵抗力下降，易被病菌侵扰，感染疾病的概率增大。受孕时，如果夫妻双方有一方处于低潮期或临界日，易生出健康和智力情况一般的孩子；如果夫妻双方都

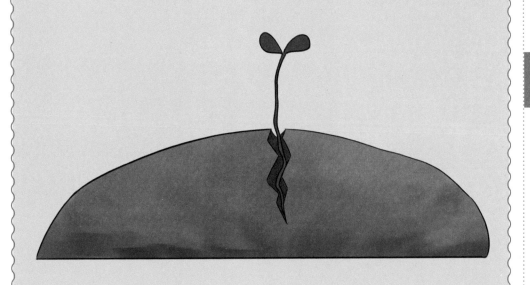

处于低潮期或临界日，易生出体弱、智力有问题的孩子。

由此可知，夫妻双方均选择在生理节律高潮期的时间段受孕，对将来宝宝的聪明健康有利。

× 在发生过异位妊娠不久后受孕

临床专家认为，异位妊娠即宫外孕，尽管宫外孕在发病时十分危急，但在及时有效进行治疗后，很多女性仍可能再次怀孕。有些夫妻求子心切，常常会在宫外孕治愈不久后便又匆匆怀孕。然而，这样会很危险，如果输卵管没有完全疏通，则有可能再次引发宫外孕。

所以，发生过宫外孕的女性，在彻底治愈后一定要坚持避孕一段时间，不要急于怀孕。同时，受孕前要经过

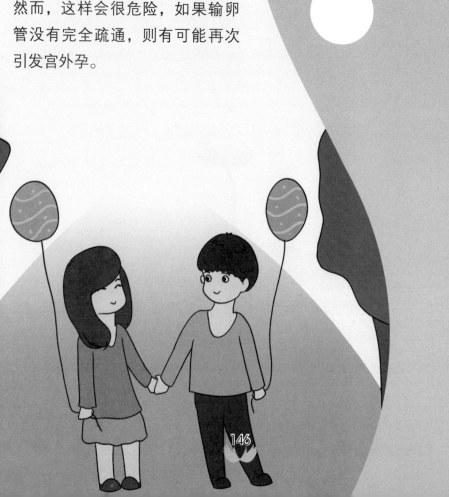

146

医生检查，待确认一切正常方可取消避孕措施，考虑再次怀孕。

× 在身心不佳时受孕

研究证实，夫妻双方在身心俱佳的状态下，会使内分泌系统分泌出大量有益于健康的酶、激素及乙酸胆碱等，使夫妻双方的体力、智能处于最良好的状态中。这时，性功能最和谐，非常容易进入性高潮，形成优良的受精卵。

反之，夫妻双方或一方身体疲惫或心情欠佳，都会影响精子或卵子的活力，不利于形成优良的受精卵，并影响受精卵的着床和生长。

为此，在准备受孕前几天，夫妻双方一定要注意休息，放松心情。

× 在不良的自然环境下受孕

人体是一个充满电磁场的导体，自然环境的变化如雷电交加、地震、日食、月食等，都会影响人体的生殖细胞，所以在这些时间都不宜受孕。

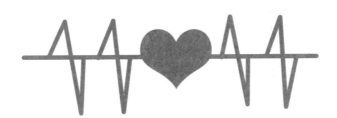

爱心提示

一天中的最佳受孕时间

科学家发现，一天中最佳的受孕时间是早晨6~8点，尤其是对于那些年龄偏大的、遇事容易紧张的人来说，这个时间是男性睾酮分泌最多的时间，也是女性经过一夜休息后精力旺盛的时间。

第八章 健康受孕，把握时机更轻松

7. 怀孕的身体征兆

受精卵从受精到着床这一过程，几乎是无声无息的，除少数孕妇会有生理性的着床出血和轻微的痉挛以外，大多数的孕妇都没有任何感觉。那么，如何判断自己是否怀孕了呢？其实，怀孕后妇女身体会出现一系列的变化，通过这些身体变化特征，就可以初步判断自己是否怀孕了。

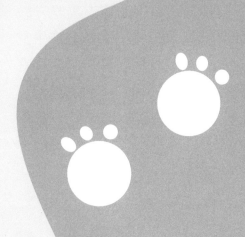

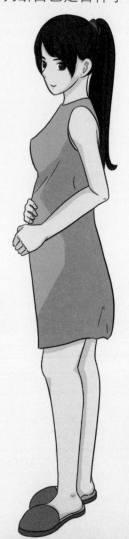

乳房的变化

停止避孕同房后，如果你感到乳房变得肿胀，并伴有刺痛的感觉——这种症状在受精卵着床的几天后就会发生，说明你可能怀孕了。此时不要惊慌，当你的身体适应大量的荷尔蒙后，这种刺痛的感觉就会消失。除此之外，你的乳晕颜色变深，或者乳房上出现青色与粉红色的线条，这些都是怀孕的症状。

疲惫的感觉时常出现

女性怀孕后，体内会大量分泌一种叫黄体素的荷尔蒙激素，会让人出现疲惫的感觉。这种症状是女性怀孕过程的必经阶段。

小便频繁

你可能会觉得尿频这个征兆不会来得那么早，应该会在胎儿能够挤压到膀胱时才会出现，但其实这个征兆可能会在怀孕的早期出现。在怀孕初期出现尿频主要是因为身体荷尔蒙分泌量改变，导致频繁有尿意。

阴道轻微出血

受精卵在 6~12 天内会在子宫内着床，这时可能有的孕妇有轻微的阴道出血情况。出现这种情况时，如果阴道出血量少且没有严重的不适症状，就不必担心，这是受精卵着床时的一种正常生理反应。受精卵着床出血表现为少量的血丝或血点，一天中可见数次，出血持续 3 天左右，没有月经来潮时的不适感。受精卵着床出血需要和月经区别开，以免孕妇怀孕而不自知。

食欲不振、恶心呕吐

这种征兆可能在你受孕后的两周就会出现。因为黄体酮的分泌会使身体的许多系统功能有所下降，人体的消化系统功能也会受到影响，所以有时可能会引起便秘和消化不良。而恶心呕吐是与体内人绒毛膜促性腺激素有关，这种激素的水平越高，就越容易感到恶心。

8. 确认怀孕的五种方法

随着医学的日益发展，各类检验怀孕的方法已变得越来越简便而又准确。

血、尿液检查判断法

怀孕相比怀孕之前，最先产生的变化就是体内激素的变化。其中变化最明显的是人绒毛膜促性腺激素，简称HCG，这是一种由胎盘分泌的激素。从受孕后10~14天开始，由胎盘绒毛膜滋养层细胞分泌人绒毛膜促性腺激素，这种激素会抑制卵巢排卵，并促进黄体素与雌激素的分泌，以刺激胎盘的顺利形成。在怀孕早期，HCG的浓度会一直增加，每隔两天就会增加1.5倍，但并非持续增加，约在第12周达到高峰，此后便呈现递减趋势，一直到怀孕末期。所以，进行血检或尿检就能确定是否怀孕。

宫颈黏液判断法

宫颈黏液结晶的类型，对诊断早孕有非常重要的意义。女性在怀孕后，卵巢的"月经黄体"会进一步发育为"怀孕黄体"，分泌大量孕激素。因此，医生通过宫颈黏液涂片就可以判断是否怀孕。

基础体温判断法

在前面的章节中提到过，正常生育年龄女性的基础体温，是随月经周期而变化的。排卵后的基础体温要比排卵前略高，其原因是体温调节中枢对孕酮（又称黄体激素）作用极为敏感，一定量的孕酮即可引起体温升高。女性排卵后次日，因卵巢形成黄体，黄体分泌孕酮会使体温上升0.5摄氏度左右，并且持续12~14天，直至月经前1~2天或月经到来的第一天才下降。若是已经怀孕，因黄体受到胚胎分泌的荷尔蒙支持，继续分泌孕酮，体温会持续高温，由此便可判断是否怀孕。

妇科检查判断法

孕期生殖系统尤其是子宫的变化非常明显。这是因为，由怀孕引起的生殖器官变化大多在怀孕6周后才开始显现。如果检查发现阴道壁和子宫颈充血、变软、呈紫蓝色；子宫颈和子宫体交界处软化明显，以致两者好像脱离开来一样，子宫变软、增大、前后径增宽而变为球形，并且触摸子宫会引起收缩，则可断定已经怀孕。

B 超检查判断法

用 B 超诊断早孕是准确可靠的方法，最早在怀孕 5 周就是月经过期 1 周，在 B 型超声波屏上就可显示出子宫内有圆形的光环，又称妊娠环，环内的暗区为羊水。

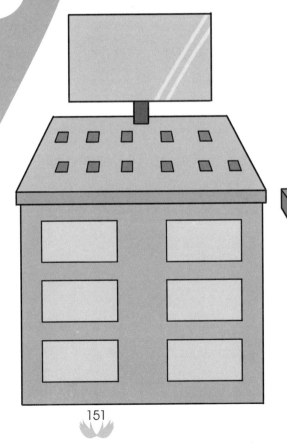

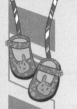

9. 怀孕后的注意事项

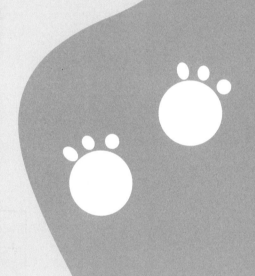

　　当你获知自己的体内有一个小生命正在孕育的时候，会是你一生中最难忘的惊喜。随之而来的幸福、企盼会让你对未来的日子充满憧憬。这时的你应该比任何时候更谨慎，以下几点需要特别注意。

　　（1）不应搬运重物或剧烈运动。

　　（2）不可过度劳累，睡眠要充足。尤其在感到特别疲劳时不要洗澡，而应及早卧床休息。

　　（3）应避免性生活，性交是一种机械性的刺激动作，容易导致流产。

　　（4）做家务与外出次数尽可能减少。

　　（5）禁止服用药物。因为怀孕 15~40 天内药物最容易引起胎儿畸形，如果因病情需要使用药物，必须在医生的直接指导下谨慎使用。